중년의 비밀병기, 보이차

중년의 비밀병기
보이차

몸과 마음을 정화하고 소통을 이끄는 30일 건강루틴

추천사

저는 서울시 노량진 태생으로, 노들강변과 사육신공원 충절사 향나무를 벗 삼아 노량진 포럼 지인들과 보이차를 우려 올리며 차인(茶人)의 삶을 나누고 있습니다.

저자인 노제승 작가는 이공계 석사 출신 전문 경영인으로, 세계 최초로 '보이차 30일 건강 루틴'을 체계화하여 책으로 엮어냈습니다. 복잡한 다구, 다양한 보이차 구매 방법, 차를 마시는 방법 등 수천 년간 어렵게만 여겨졌던 보이차 문화의 형식적 틀을 벗어나, 현대인들이 쉽게 접근할 수 있도록 정리했습니다. 이를 통해 보이차가 주는 정신적 평화와 행복, 그리고 깊은 맛과 약향을 누구나 부담 없이 경험할 수 있게 되었습니다.

　보이차의 고향 운남성에는 이런 이야기가 전해집니다. "찻잎이 잘릴 때마다 동물의 피에 해당하는 투명한 액체를 흘리고, 수분이 모자라 목마를 때는 사람의 귀에는 들리지 않는 비명을 지른다"고 말입니다. 원시림에서 자란 찻잎이 내는 이 작은 소리들이 보이차 특유의 약향과 오묘한 맛으로 승화되어, 독자 여러분께 즐겁고 아름다운 차인의 경험을 선사할 것입니다. 일독을 권해드립니다.

2025년 5월10일 노량루에서

노량지니언 박소강 배상

프롤로그

지금, 당신을 위한 작고 따뜻한 시작

저 역시 그랬습니다.

몸이 예전 같지 않다는 걸 눈치채면서도, 늘 시간이 없다는 핑계로 자신을 뒤로 미뤘습니다. 아침이면 무겁고, 식후엔 더부룩하고, 저녁이면 지친 하루를 핑계 삼아 늦은 야식을 마주했습니다. "다들 그렇지 뭐"라며 스스로를 다독였지만, 그 말은 결국 내 몸과 마음을 포기하게 만드는 주문 같았습니다.

그런 저에게 보이차는 단순한 차가 아니었습니다.

처음엔 그저 한 잔의 따뜻한 음료였지만, 매일 한 잔,

두 잔을 마시며 저는 조용히 내 몸의 변화, 내 마음의 리듬을 느끼게 되었습니다. 그리고 이 여정을 시작하게 된 가장 큰 계기는 바로 순만산업 박소강 회장님이었습니다.

칠순(七旬)이 넘으신 연세에도 여전히 정정하고 생기 넘치는 모습, 그 에너지의 근원을 물었을 때 회장님은 단 한마디로 답하셨습니다. "나는 매일 보이차로 몸을 씻어내듯 살아." 그 말은 깊은 울림이 되었습니다. 그날 이후로 회장님과 나눈 건강에 대한 수많은 대화는 이 책의 가장 진실한 밑그림이 되었습니다. 이 자리를 빌려 박소강 회장님께 진심 어린 감사의 마음을 전합니다.

저는 현재 부동산 공인중개사 이자 법원경매 사무실을 운영하며, 대부법인 대표와 그리고 노량진 소호의 공간 대여사업자로 활동하며 지역 주민자치회 지역활성화 분과을 책임지고 있습니다. 여러 사람을 만나고, 지역의 건강한 흐름을 고민하면서 진짜 지속 가능한 루틴이 필요하다는 걸 절감하게 됐습니다.

그래서 이 책은 한 번 따라할 수 있는 책이 아니라, 다시 돌아올 수 있는 '삶의 구조'가 되는 책이길 바랐습니다.

이제, 당신의 차례입니다.
이 책을 펼치는 지금 이 순간, 이미 변화는 시작됐습니다. 당신이 이 작은 루틴을 받아들이는 순간, 몸은 다시 깨어나고, 마음은 스스로를 돌보는 방법을 배울 것입니다.

보이차 한 잔의 여유 속에서, 잊고 있던 '나'를 다시 만나는 여정에 함께 하시길 바랍니다.

목차

추천사 • 4

프롤로그 • 6

제1장. 왜 지금 '보이차'인가?

1. 중년, 내 몸이 예전 같지 않은 이유 • 17
2. 다이어트와 건강 사이에서 길을 잃다 • 27
3. 보이차, 이름만 알고 있었다면 • 38
4. 보이차는 왜 '중년의 비밀병기'가 되었을까 • 52

제2장. 보이차, 제대로 알고 마시자

1. 보이차 고르기부터 시작하자 • 71
2. 보이차 제대로 우리는 법 • 87
3. 하루 루틴에 보이차 넣기 • 102
4. 보이차 마시면서 피해야 할 것들 • 116

제3장. 30일 보이차 루틴 따라하기

1. 시작 전 준비 단계 • 140
2. 1~10일: 몸속 정화에 집중하는 시기 • 154
3. 11~20일: 체중과 에너지의 변곡점 • 168
4. 21~30일: 루틴이 습관이 되는 시기 • 183

제4장. 식습관 + 운동 루틴으로 완성하기

1. 중년을 위한 식단의 기본 • 204
2. 간식, 이렇게만 바꿔도 성공이다 • 219
3. 나이대별 운동 루틴 • 236
4. 마인드 루틴까지 챙겨야 진짜 변화 • 252

제5장. 보이차로 변화된 사람들의 이야기

1. 30일 실천자들의 솔직 후기 • 270
2. 다양한 상황별 보이차 루틴 • 279
3. 보이차 Q&A 베스트 5 • 288
4. 나의 31일차, 그리고 다음 건강 여정 • 297

부록 : 보이차 라이프 완성 가이드

1. 실패 없는 보이차 구매 가이드 • 306
2. 30일 보이차 루틴 성공을 위한 실천 도구 • 315
3. 보이차 심화 정보: 과학적 근거와 참고 자료 • 330
4. 보이차 음용 중 궁금증 해결: FAQ 심화 가이드 • 337
5. 관련 출처 • 347

에필로그 • 362

면책조항 • 364

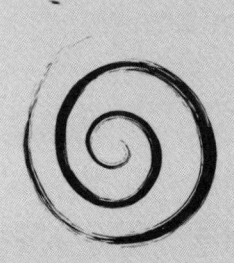

제 1 장

왜 지금 '보이차'인가?

건강과 몸의 경고를 무시해온 당신에게 주는 자연의 해답

40대에 접어들면서 우리 몸은 이전과 다른 신호를 보냅니다. 충분히 쉬었는데도 아침이면 피곤하고, 과거엔 쉽게 빠지던 체중이 꿈쩍 않는가 하면, 건강검진 수치들은 미묘하게 상승 곡선을 그립니다. 잦은 소화불량과 잔병치레까지, 예전 같지 않다는 느낌은 단순히 기분 탓이 아닙니다. 유행 다이어트나 온갖 건강기능식품, 기능성 음료들을 시도해 봤지만, 일시적인 효과에 그칠 뿐 근본적인 변화를 가져오지는 못했습니다. 이제는 '무엇을 더 채울까'보다 '어떻게 살 것인가'에 집중할 때입니다. 그 해답은 의외로 간단한 일상 속 습관에 있습니다. 바로 수천 년의 지혜가 담긴 따뜻한 보이차 한 잔입니다. 보이차는 단순히 몸에 좋은 차를 넘어, 중년의 지친 몸에 활력을 불어넣고 건강을 되찾아줄 생활 혁명의 시작점이 될 것입니다.

1. 중년, 내 몸이 예전 같지 않은 이유

하루가 시작되기도 전에 피곤하다

"왜 자고 일어났는데도 더 피곤할까요?", 예전엔 눈만 떠도 하루가 시작됐습니다. 몸이 가볍고 머리도 맑았죠. 그런데 어느 순간부터, 잠을 자도 피곤하고, 아침이 개운하지 않다는 느낌이 반복된다면? 그것은 단순한 수면 부족이 아닌 만성 피로와 회복력 저하의 신호일 수 있습니다. 특히 40대 이후에는 호르몬 분비와 대사 기능이 둔화되면서 수면의 질과 회복 속도 모두 떨어지기 시작합니다. 밤사이 회복되지 못한 피로는 하루를 무겁게 만들고, 이 피로가 쌓이면 우울감이나 면역력 저하로 이어질 수 있습니다. 중요한 건, 이런 변화가 개인의 잘못이 아니라 자연스러운 생리적 변화라는 점입니다. 대신 이제는 생활 루틴을 바꾸는 지혜가 필요할 때입니다.

【실제 사례: "자는 것만으로 부족하단 걸 느꼈어요"】

직장인 정은미 씨(46세)는 매일 아침 6시에 일어나 8시까지 출근 준비를 합니다. 전에는 아침 운동까지 했지만 요즘은 기상 직후부터 무거운 몸과 뿌연 머릿속으로 고생합니다. 퇴근 후에는 TV를 보다 늦게 자고, 밤 11시 이후에야 겨우 잠드는 패턴이 반복되었죠. 병원에서는 별다른 문제가 없다는 말을 들었지만, 그녀는 '나의 회복력'이 예전 같지 않다는 것을 몸으로 느끼고 있었습니다. 중년의 아침 피로는 '내가 게을러서'가 아니라, 호르몬 및 대사 기능 둔화로 인한 회복력 저하라는 몸의 자연스러운 신호입니다. 이러한 만성 피로와 회복력 저하의 고민을 해결하기 위해, 잠에서 깨어나는 것을 넘어 '몸을 깨우는 시간'을 만드는 지혜로운 루틴이 필요합니다. 아침 공복에 보이차 한 잔으로 체온과 위장을 부드럽게 깨우고 혈액순환을 촉진하며, 햇빛을 받으며 심호흡하고 가벼운 스트레칭으로 몸의 경직을 풀어주는 작은 실천만으로도 아침은 다시 가벼워지고 하루의 피로 해소에 큰 도움을 받을 수 있습니다.

나잇살은 왜 빠지지 않을까?

"먹는 건 똑같은데 왜 더 찌고 덜 빠질까요?"

중년이 되면 누구나 한 번쯤 이렇게 말합니다. "예전엔 하루만 굶어도 빠졌는데, 이젠 아무리 해도 안 빠져." 이유는 단순합니다. 몸이 바뀌었기 때문입니다. 40대 이후부터는 기초대사량이 감소하고, 근육량이 줄어들면, 호르몬 분비(특히 여성의 경우 에스트로젠, 남성의 경우 테스토스테론)도 변화합니다. 이로 인해 에너지 소비는 줄고, 지방 저장 능력은 높아지며, 특히 복부 지방(내장지방) 중심으로 체중이 늘어나게 됩니다. 게다가 이 시기엔 스트레스와 수면 부족, 잘못된 식사 패턴까지 겹치면서 '나잇살'은 더 잘 쌓이고 더 안 빠지는 구조가 되는 것이죠.

【실제 사례: "운동도 하고 덜 먹는데 살이 안 빠지더라고요"】

김도연 씨(50세)는 30대 후반까지만 해도 저녁만 건너뛰면 금방 2~3kg이 빠졌습니다. 하지만 40대 중반에 들어서며, 같은 방법을 반복해도 체중 변화가 거의 없었고, 오히려 허리 둘레는 계속 늘어나고 있었습니다. 그녀는 결국 단순한 식단 조절이 아니라, 대사와 순환을 자극할 수 있는 루틴이 필요하다는 걸 느끼고, 보이차와 걷기 중심의 루틴으로 접근했습니다. "이젠 단기 감량보다 살이 안 찌는 몸을 만드는 데 집중하고 있어요." 중년 이후 나잇살이 쉽게 빠지지 않는 것은 대사량 감소, 근육량 저하, 호르몬 변화 등 몸의 자연스러운 변화 때문이며, 이는 개인의 잘못이 아닌 몸이 보내는 신호입니다. 이러한 나잇살 고민을 해결하고 '살이 안 찌는 몸'을 만들기 위해서는 단기 감량보다 지속 가능한 체지방 관리에 집중하는 지혜가 필요합니다. 식후 보이차를 통해 지방 흡수를 억제하고 대사를 촉진하는 루틴을 만들고, 탄수화물 섭취를 줄이고 단백질과 채소 위주의 식단으로 전환하며, 다이어트 소강상태를 정상적인 과정으로 인식하는 것이 나잇살 공략의 실질적인 전략입니다. 보이차는 이러한 새로운 다이어트 방식의 효과적인 출발점이 될 수 있습니다.

혈압·혈당, 조금씩 오르는 숫자들

"병은 없는데, 건강한 것도 아니에요"

건강검진표를 받아보면, 수치는 아직 '정상 범위'지만 끝자리 숫자가 슬금슬금 올라가고 있는 걸 느낄 때가 있습니다. 혈압 120이던 사람이 어느새 130, 공복혈당이 90이던 사람이 105… 그렇게 조금씩 오르는 숫자들이 경고등도 없이 누적되며 '생활병'이 시작됩니다. 특히 중년 이후에는 인슐린 저항성과 혈관 탄력 저하로 인해 혈당과 혈압이 자연스럽게 상승하기 쉬운 환경이 만들어집니다. 이 시기를 방치하면 당뇨 전 단계, 고혈압 전 단계로 넘어가는 데는 그리 오래 걸리지 않죠. 하지만 꾸준한 식이 관리와 자연 순환을 돕는 생활 루틴으로 충분히 예방과 개선이 가능합니다.

【실제 사례: "정상인데 계속 올라서 불안했어요"】

장진수 씨(55세)는 3년 전 건강검진에서 혈압 124/84, 공복혈당 104라는 결과를 받았습니다. 병원에서는 "아직 괜찮아요"라고 했지만, 그는 불안했습니다. 그 후 보이차를 하루 2잔 마시고, 식단에서 나트륨과 단당류를 줄이며,

일주일에 3번은 30분 걷기 루틴을 실천했습니다. 6개월 후 재검진에서 혈압은 118로, 공복혈당은 94로 안정되었고, "이젠 수치를 보는 게 두렵지 않다"고 말합니다. 건강검진 수치가 조금씩 상승하는 것은 아직 '정상 범위'일지라도, 인슐린 저항성과 혈관 탄력 저하로 인해 혈당과 혈압이 자연스럽게 상승하기 쉬운 중년의 몸이 보내는 미세한 경고음입니다. 이러한 '생활병'의 시작에 대한 불안감을 해소하고 수치를 되돌리기 위해서는 꾸준한 식이 관리와 자연 순환을 돕는 생활 루틴이 중요합니다. 식후 보이차를 습관화하여 혈당 급상승을 억제하고 지질대사를 조절하며, 나트륨과 단당류를 줄이고 복합 탄수화물 중심으로 식사를 전환하고, 매일 20분 이상 걷기와 충분한 수분 섭취를 루틴화하는 것이 효과적입니다. 보이차는 약은 아니지만, 중년의 혈압과 혈당을 부드럽게 잡아주는 자연의 습관이 될 수 있습니다.

배가 항상 더부룩한 건 장 때문일까

"먹은 것도 없는데 배는 늘 더부룩하고, 불편해요"

아침에 일어나자마자 속이 불편하거나, 식사를 조금만

해도 복부 팽만감이 느껴진다면 단순한 소화불량이 아닐 수 있습니다. 중년 이후 자주 겪는 이 증상의 원인은 '장 건강의 저하'와 관련이 있습니다. 나이가 들수록 장내 유익균은 줄고 유해균은 늘어나는 방향으로 장내 미생물 균형이 무너집니다. 이로 인해 가스가 차거나, 배변이 시원하지 않거나, 항상 속이 답답한 상태가 지속되죠. 또한 스트레스, 불규칙한 식사, 운동 부족, 카페인 과다 섭취 등도 장 기능을 악화시킵니다. 이때 필요한 건 단기 약 처방보다, 장 환경을 건강하게 바꿔줄 수 있는 일상의 루틴입니다.

【실제 사례: "소화제 없이 사는 게 목표였어요"】

조선미 씨(58세)는 몇 년 동안 식후 더부룩함과 가스 참 증세로 항상 소화제를 휴대하며 살았습니다. 그러다 보이차 루틴을 접하고 하루 두 잔씩 숙차를 마시며, 정제된 탄수화물 섭취를 줄이는 습관을 시작했습니다. 3주쯤 지났을 무렵부터 배가 덜 더부룩하고 화장실도 규칙적으로 가게 되면서, 소화제 사용이 현저히 줄었습니다. "보이차는 속을 편안하게 풀어주는 나만의 천연 소화제예요." 중년 이후 잦은 복부 팽만감과 더부룩함은 '나이 탓'이 아닌, 장내 미생물 균형 파괴와 같은 장 건강 저하 및 생활 습관의 누적된 영향일 수 있습니다. 이러한 불편함을 해소하고 '속 편한 하루'를 만들기 위해서는 장 환경을 건강하게 바꿔줄 일상의 루틴이 필요합니다. 식후 30분에 보이차 숙차를 마셔 소화를 돕고 장내 유해균을 줄이며, 밀가루, 탄산음료, 카페인 섭취를 줄이고, 식후 가벼운 걷기와 스트레칭을 병행하는 것이 효과적입니다. 특히 아침 공복에 보이차 한 잔과 물 한 컵을 마시는 루틴은 장 자극을 통해 배변을 유도하여 더부룩함을 개선하는 데 큰 도움이 될 수 있습니다. 보이차는 소화와 배출을 부드럽게 도와주는 중년 장 건강의 든든한 조력자가 될 것입니다.

잔병치레가 잦아지는 나이의 시작

"크게 아픈 건 아닌데, 늘 어딘가 안 좋아요"

감기가 오래 가고, 몸살이 자주 오며, 여기저기 쑤시고 피로가 쌓이는 느낌… 병원에 가면 "정상입니다"라는 말만 돌아오지만, 몸이 예전 같지 않다고 느끼는 순간이 중년의 시작입니다. 이처럼 크게 아프진 않지만 자주 아픈 상태, 즉 '잔병치레'는 면역력 저하와 체력 저하, 호르몬 불균형, 수면 부족, 식습관의 누적된 영향으로 나타나는 중년의 경고 신호입니다. 특히 몸속 염증과 독소가 쌓이고, 회복력이 떨어지는 것이 주요 원인이며, 이러한 상태가 지속되면 만성 피로, 소화불량, 근육통, 면역질환으로 이어질 가능성도 커집니다. 이럴 땐 특별한 약보다, 몸을 정돈하고 회복하는 루틴 중심의 건강 습관이 필요합니다.

【실제 사례: "병원은 안 가도 몸이 계속 아팠어요"】

홍성우 씨(60세)는 매년 감기에 3~4번 걸리고, 관절통과 만성 피로에 시달렸습니다. 그러나 종합검진은 이상 없음. 결국 문제는 '회복력과 면역력의 저하'라는 걸 알게 되었습니다. 이후 보이차 숙차를 하루 3잔으로 늘리고, 저녁 루틴을 정리하며 수면을 개선하자, 한 달 후 감기 없이 겨울을 보내고, 아침에 몸이 한결 가볍다는 걸 느끼게 되었습니다. "특별한 운동 없이도, 차와 루틴이 회복의 시작이 될 수 있다는 걸 처음 알았어요." 중년의 잔병치레는 단순히 '크게 아프지 않다'는 것을 넘어, 면역력 저하, 체력 감소, 호르몬 불균형 등 몸이 보내는 조용한 구조 신호이자 회복력 저하의 결과입니다. 이러한 신호에 응답하고 매일을 회복하는 건강한 습관을 만들기 위해서는 특별한 약보다 몸을 정돈하고 회복하는 루틴 중심의 건강 습관이 필요합니다. 하루 2~3잔의 보이차로 체내 순환과 염증을 조절하고 면역력과 피로 회복을 돕는 동시에, 수면과 수분 루틴을 안정화하며, 과도한 당, 카페인, 가공식품 섭취를 줄이는 것이 중요합니다. 루틴을 '나를 돌보는 시간'으로 인식하며 지속하는 것이 잔병치레를 줄이고 건강한 중년을 보내는 효과적인 방법입니다. 보이차는 이 따뜻하고 지속 가능한 루틴의 시작점이 될 수 있습니다.

2. 다이어트와 건강 사이에서 길을 잃다

유행만 좇은 다이어트의 끝

"그땐 빠졌는데, 지금은 왜 안 빠질까요?"

'한때는 굶기만 해도 빠졌는데'라는 말, 들어보셨을 겁니다. 실제로 20~30대에는 극단적인 다이어트도 어느 정도 효과가 있었지만, 중년 이후에는 이야기가 달라집니다. 기초대사량이 줄고, 호르몬 변화로 인해 지방 축적이 쉬워지는 몸이 되었기 때문이죠. 여기에 과거 성공했던 다이어트 방식만 계속 반복하다 보면 오히려 몸이 더 망가질 수 있습니다. 유행을 따라 무조건 '원푸드', '간헐적 단식', '무탄수' 같은 식단을 시도했다가 요요와 건강

악화를 경험한 사례는 너무 많습니다. 문제는 '빨리'만 생각하다 보니 지속 가능성과 내 몸에 맞는 방식은 고려하지 않는다는 점입니다.

【실제 사례: "빠졌지만 무기력했고 결국 다시 쪘어요"】

　김현아 씨(52세)는 최근 3개월간 유명 유튜버의 '16:8 간헐적 단식'에 도전했습니다. 처음엔 체중이 줄어들었지만, 잦은 어지럼증과 소화 장애가 시작됐고, 결국 다이어트를 중단했습니다. 그 결과 이전보다 더 많은 체중이 늘어나며 몸에 대한 자책감까지 커졌다고 합니다. 그녀는 "살을 빼는 게 아니라, 몸을 망치는 기분이 들었다"고 말했습니다. 중년 이후에는 기초대사량 감소와 호르몬 변화로 인해 과거의 극단적인 다이어트 방식이 오히려 몸을 망치고 요요를 유발하기 쉽습니다. '빠르게' 살을 빼려는 유행 다이어트는 지속 가능성과 내 몸에 맞는 방식을 고려하지 않아 실패로 이어지곤 합니다. 이러한 고민을 해결하고 건강한 다이어트를 위해서는 '1주일'이 아닌 '1년'을 기준으로 지속 가능한 루틴 중심의 접근이 필요합니다. 보이차처럼 매일 마시는 음료를 바꾸는 작은 실천을 통해 폭식을 줄이고 식사량을 자연스럽게 조절하며, 무조건 굶기보다 단백질과 채소 위주로 '무엇을' 먹는지를 중요하게 생각하는 것이 내 몸이 좋아하는 패턴을 찾아가는 핵심입니다. 보이차는 유행보다 오래된 자연의 방식으로, 하루 한 잔의 루틴이 건강한 다이어트의 출발점이 될 수 있습니다.

건강기능식품의 함정

"비타민부터 오메가3까지, 매일 약처럼 뭔가를 먹고 있어요"

건강을 챙긴다고 하루에도 몇 알씩 먹는 '건강기능식품'. 하지만 시간이 지날수록 드는 의문이 있죠. "이걸 정말 내가 먹어야 하나? 몸이 나아진 건 맞는 걸까?" 현대인의 식탁엔 식사 대신 영양제와 보충제가 자리 잡고, 유튜브, 홈쇼핑, 지인 추천까지 더해져 건강기능식품은 선택이 아닌 필수처럼 느껴지기도 합니다. 하지만 문제는 '먹는 행위'가 곧 '건강해지는 것'은 아니라는 점입니다.건강기능식품은 영양소 보완을 위한 보조 수단일 뿐이며, 과다 복용하거나 내 몸에 맞지 않는 제품을 장기 복용하면 간·신장에 부담을 주거나, 호르몬 불균형, 오히려 영양 불균형을 초래할 수 있습니다. 무엇보다 "기본 생활습관과 식습관이 개선되지 않는 상태에서 영양제만 늘리는 건 밑 빠진 독에 물 붓기"와 같습니다.

【실제 사례: "영양제만 늘어가고, 피로는 그대로였어요"】

정은지 씨(47세)는 아침마다 7가지 건강기능식품을 챙겨 먹었습니다. 멀티비타민, 유산균, 밀크씨슬, 루테인, 오메가3, 콜라겐, 체지방 기능성 제품까지. 그런데 어느 순간, 먹는 건 많아졌지만 몸이 더 피로해지고 속이 더부룩한 날이 많아졌습니다. 병원 검사 결과, 영양 과잉으로 인한 소화기계 부담이 원인이었고, 그 후로 그녀는 보이차와 식사 조절, 기본 생활 루틴으로 전환해 오히려 몸이 더 가벼워지고 위장 상태도 호전되었습니다. "이제는 뭘 더 먹을까보다, 어떻게 살까를 고민하게 됐어요." 현대 사회에서 건강기능식품은 필수가 된 듯 보이지만, '먹는 행위' 자체가 '건강해지는 것'은 아니며, 오히려 과다 복용 시 몸에 부담을 줄 수 있습니다. 영양제만 늘어가고 피로는 그대로인 고민을 해결하기 위해서는 '알약'이 아닌 '습관'에서 건강이 완성된다는 인식이 중요합니다. 건강기능식품은 꼭 필요한 것만 증상에 따라 선택하고, 과대광고에 주의하며 식약처 인증 마크를 확인해야 합니다. 무엇보다 물, 보이차, 수면, 식사, 운동 등 기본 루틴을 먼저 구축하여 바탕을 다져야 기능성 제품이 효과를 발휘할 수 있습니다. 2~3개월 단위로 제품을 점검하거나 교체하며 '건강 습관 점검'을 하는 것이 현명하며, 보이차 한 잔이 때론 수많은 건강기능식품보다 더 깊은 회복을 줄 수 있습니다.

너무 많아서 모르는 건강 음료

"이건 다이어트에 좋다는데… 저건 피로회복에 좋다는데…"

마트, 약국, 카페, 편의점, 심지어 병원 앞 자판기까지… '건강'을 내세운 음료들이 넘쳐납니다. 디톡스 워터, 식이섬유 음료, 알로에 주스, 탄산수, 히비스커스차, 콤부차, 에너지드링크, 기능성 커피 등. 하지만 이 중에서 진짜 내 몸에 맞는 음료는 몇 개나 될까요? 건강 음료 시장은 매년 성장 중이며, 소비자들은 "뭔가라도 챙겨 마셔야 할 것 같아서" 제품을 선택하는 경우가 많습니다. 하지만 문제는, 이름만 보고 성분은 보지 않는 경우가 대부분이라는 점입니다. 일부 건강 음료는 당분, 인공 향료, 합성 보존료가 다량 포함돼 있고, 기능성보다 마케팅에 초점이 맞춰진 경우도 많습니다. 결국, '건강을 위해' 마셨지만 속은 더 더부룩하고, 혈당은 오르고, 입은 당기는 상황이 벌어지곤 하죠.

【실제 사례: "건강한 줄 알고 마셨는데, 당뇨 전 단계가 되었어요"】

이주영 씨(54세)는 하루에 2~3병의 건강 음료를 마셨습니다. 요구르트, 히비스커스 음료, 기능성 탄산수까지… 하지만 정기 검진에서 공복 혈당이 118로 나오며 당뇨 전 단계 진단을 받았습니다. 성분표를 보니 음료 한 병에 설탕이 15g 이상 포함된 것도 있었고, 결국 그는 음료수를 줄이고, 물과 보이차로 음용 습관을 바꾸면서 수치가 안정되기 시작했습니다.

"건강한 척한 음료들보다, 보이차 한 잔이 더 정직하더라고요." 다이어트나 피로 회복을 내세우는 수많은 건강 음료 속에서 진짜 내 몸에 맞는 음료를 찾는 것은 쉽지 않습니다. 이름만 보고 성분을 확인하지 않으면 당분, 인공

향료, 합성 보존료 등으로 인해 오히려 건강을 해칠 수 있습니다. 이러한 고민을 해결하고 '진짜 건강한 음료'를 선택하기 위해서는 무조건 성분표를 먼저 확인하여 당류, 인공감미료, 첨가물 등을 꼼꼼히 살펴야 합니다. '음료'를 줄이고 보이차, 보리차 등 천연 식물성 '차'를 늘리는 것이 간과 장에 부담을 덜 주며 수분 보충에 적합합니다. 특히 보이차는 다이어트, 혈당 조절, 디톡스 등 복합 기능성 효과가 검증된 식물성 차로, 건강 음료의 대체제를 넘어 업그레이드된 선택이 될 수 있습니다. 하루 음료 총 당분 섭취량을 20g 이하로 관리하며 '음료는 물처럼 무심코 마시지 않기'를 실천하는 것이 중요합니다.

실천 없이 수집한 정보들

"건강 정보를 매일 보지만, 나는 아직도 그대로입니다"

스마트폰만 켜면 쏟아지는 건강 정보…. 유튜브, 인스타그램, 블로그, 뉴스까지 매일 수십 개의 다이어트 비법과 건강 루틴이 우리를 유혹합니다. 하지만 정작 우리는 묻습니다. "이렇게 많이 아는데, 왜 나는 달라지지 않았을까?" 그 이유는 간단합니다. 지식은 쌓였지만, 실천은 멈춰 있기 때문입니다. 정보가 넘치면 사람은 행동하지 못합니다. 선택지가 많을수록 결정이 어려워지고, 머뭇거리게 되고, 결국 아무것도 하지 않게 되는 '결정 회피 현상'이 일어납니다. 결국 핵심은 정보가 아니라 작은 실천 하나입니다. 많은 걸 알기보다, 단 하나를 지켜가는 힘이 습관이 되고 변화가 되는 출발점이 됩니다.

【실제 사례: "30개 영상 보고, 결국 하나도 안 했어요"】

스마트폰에 쏟아지는 건강 정보는 넘쳐나지만, 지식은 쌓여도 실천이 멈춰 있다면 아무것도 달라지지 않습니다. 정보가 많을수록 오히려 행동하지 못하는 '결정 회피 현상'이 나타나기 때문입니다. 이러한 고민을 해결하고 '정보 소비자'가 아닌 '행동 실천자'가 되기 위해서는 정보 수집보다 작은 실천 하나에 집중하는 것이 중요합니다. 하루에 단 한 개의 건강 팁만 선택하여 직접 실행하고, 읽고 저장만 하는 것이 아니라 '행동 메모'로 전환하여 실천을 위한 알림을 설정해야 합니다. 작은 성공을 기록하며 자기효능감을 키우고, 때로는 건강 정보를 더 이상 찾지 않고 지금 아는 것만 실천하는 '정보 단식'도

필요합니다. 오늘 보이차 한 잔을 마셨다면, 이미 당신은 수많은 지식보다 더 강한 변화를 시작한 것입니다.

'먹고 살기 바쁜 삶'에서 건강을 되찾으려면

"시간이 없다는 말로 내 몸을 미뤄오진 않았나요?"

"운동은 해야지, 건강식도 챙겨 먹어야지…" 하지만 현실은 아침은 거르고, 점심은 빨리 먹고, 저녁은 야근 끝에 대충 배 채우기…. '먹고 살기 바쁘다'는 이유로 건강은 늘 내일로 밀립니다. 하지만 중년 이후엔 그 미뤄왔던 시간이 몸의 고장으로 돌아오기 시작합니다. 지금의 피곤함, 무거운 몸, 반복되는 잔병치레는 나태나 게으름이 아니라 '관리받지 못한 결과'입니다. 그리고 다행인 건, 건강은 지금이라도 루틴을 시작하면 회복될 수 있다는 점입니다. 많이 바꾸는 게 아니라, 하나만 바꿔보는 것—그게 시작입니다.

【실제 사례: "한 잔의 차가 내 하루를 바꿨습니다"】

박종남 씨(49세)는 아침은 커피 한 잔으로 버티고, 점심은 사무실에서 빠르게, 저녁은 늦게 폭식하는 패턴이 반복됐습니다. 병원에서 간수치와 혈압 수치가 상승 중이라는 말을 듣고 처음으로 '루틴'을 고민하게 되었고, 아침 공복 보이차 1잔, 점심 식후 보이차 1잔을 실천하기 시작했습니다. 그 작은 실천이 어느새 아침을 챙겨 먹게 만들고, 수분 섭취를 늘리고, 저녁 과식을 줄이는 생활 변화로 확장되었습니다. "시간이 없던 게 아니라, 습관이 없었던 거였어요." '먹고 살기 바쁘다'는 핑계로 건강을 미뤄왔던 중년의 몸은 피로, 무거운 몸, 잔병치레 등 고장 신호를 보내기 시작합니다. 다행히 건강은 지금이라도 루틴을 시작하면 회복될 수 있으며, 많은 것을 바꾸기보다 하나만 바꿔보는 것이 시작입니다. 이러한 고민을 해결하고 바쁜 삶 속에서 건강을 되찾기 위해서는 '시간'이 아니라 '타이밍'을 정하여 아침 기상 후, 점심 식후, 저녁 정리 시간 등 정해진 순간에 짧게 루틴을 넣는 것이 효과적입니다. 하루에 단 한 가지만 정하고 무조건 반복하는 작은 실천부터 시작하고, 건강을 나를 위한 투자이자 생존 도구로 인식하는 것이 중요합니다. 박종남 씨의 사례처럼 아침 공복과 점심 식후 보이차 한 잔의 작은 실천이 하루 전체의 생활 변화로 확장될 수 있으며, '바쁘다'는 핑계 대신 따뜻한 보이차 한 잔에서 건강 루틴을 시작할 때 당신의 몸은 회복될 것입니다.

3. 보이차, 이름만 알고 있었다면

보이차는 무슨 차인가요?

"그냥 오래된 차? 건강에 좋다는 차?"

보이차를 처음 들었을 때 대부분의 사람은 이렇게 생각합니다. "차라면서 왜 비싸지?", "홍차랑 뭐가 다른 거지?", "진짜 몸에 좋은 거야?" 등등. 사실 보이차는 우리가 흔히 마시는 녹차나 홍차와는 제조 방식부터 작용 방식까지 전혀 다른 차입니다. 보이차는 중국 운남성 지역에서 자생하는 찻잎을 발효시켜 만든 후발효차입니다. 쉽게 말해, 만들고 나서 시간이 지날수록 숙성되는 차, 즉 발효시키는 술처럼 '익혀서' 마시는 차라고 생각하시면 됩니다. 특히 이 발효 과정에서 생기는 유익균과 항산화 성분은 장 건강, 지방 분해, 노폐물 배출에 효과적이라고 알려져 있습니다.

【실제 사례: "녹차는 속이 쓰렸는데, 보이차는 편했어요"】

이정훈 씨(59세)는 다이어트를 위해 매일 녹차를 마셨습니다. 하지만 몇 주 지나지 않아 속쓰림과 소화불량을 호소하게 되었죠. 이후 지인의 추천으로 보이차를 시도했는데, 생각보다 맛이 순하고 속도 편안해졌습니다. 그는 "예전에 보이차는 쓴 차라고만 알았는데, 지금은 오히려 녹차보다 부담이 없고 더 꾸준히 마시게 된다"고 말합니다. 보이차는 단순히 오래된 차가 아니라, 찻잎을 발효시켜 만든 후발효차로, 시간이 지날수록 숙성되는 특징을 가집니다. 일반적인 녹차나 홍차와는 제조 방식과 작용 방식이 다르며, 특히 발효 과정에서 생성되는 유익균과 항산화 성분은 장 건강, 지방 분해, 노폐물 배출에 효과적입니다. 녹차처럼 속쓰림을 유발하지 않고 속이 편안하다는 사례처럼, 보이차는 몸을 가볍게 하고 장을 편안하게 해주는 자연 발효차입니다. 복잡하게 생각할 필요 없이, 초보자는 뜨거운 물만 부으면 되는 '티백형 숙차'부터 시작하여 아침이나 식후 커피 대신 마시는 작은 습관으로도 "내 몸을 위한 따뜻한 한 잔"의 첫걸음을 쉽고 맛있게 시작할 수 있습니다.

보이차의 역사와 전통 (중국과 한국의 차문화)

"보이차, 단순한 유행 차가 아닙니다. 수백 년을 걸어온 약처럼 깊은 차입니다."

보이차는 요즘에야 건강차, 다이어트차로 주목받고 있지만, 그 뿌리는 아주 오래된 전통에 있습니다. 중국 윈난(운남)성의 소수민족들이 기원전부터 마시던 발효차가 시초이며, '보이'는 운남성 보이현(普洱)의 지명에서 유래된 이름입니다. 당시 보이현은 차 무역의 중심지였고, 이곳에서 가공·저장·발효된 차들이 티벳, 몽골, 동남아까지 낙타 등에 실려 전해졌습니다. 즉, 보이차는 유통과 저장을 위해 자연 발효되며 발전한 '살아 있는 차'였던 것입니다. 보이차의 전통은 단순한 음용을 넘어 지역별 발효 방식, 저장 기술, 마시는 의식과 문화까지 포함하는 깊은 차문화를 형성하고 있습니다.

한국의 차문화 속 보이차, 어떻게 받아들여졌을까?

한국은 오랜 차문화 전통을 가지고 있지만, 주로 녹차 중심으로 발전해 왔습니다.

하지만 최근에는 건강 기능성에 대한 관심이 높아지면서, 중국 보이차에 대한 수요와 관심도 급증하고 있습니다. 특히 중년층 이상에서 장 건강, 다이어트, 대사 관리를 위한 자연차로 보이차가 주목받으며, 전통 한의학과 결합된 방식으로도 활용되고 있습니다. 또한 한국의 '찻자리 문화'와 보이차의 느리게 우려내며 마시는 깊이 있는 특성이 잘 어울려, 명상, 요가, 서정적 라이프스타일과 함께 실천하는 차 루틴으로도 확산 중입니다.

【실제 사례: "차를 대접한다는 의미가 달라졌어요"】

이정열 씨(63세)는 손님이 오면 커피 대신 보이차를 대접합니다. "예전엔 '커피 한 잔 하시죠'였는데, 이젠 '보이차 한 잔 드릴까요?'라고 해요. 보이차를 천천히 우리는 시간 자체가 대화의 깊이를 들고, 건강한 음료를 나누는 게 정성이 되더라고요." 그는 이제 보이차를 몸과 마음을 함께 정돈하는 음료이자, 한국형 다도 생활의 일부로 여깁니다. 보이차는 요즘의 건강 유행을 넘어 수백 년간 중국 운남성에서 유통과 저장을 위해 자연 발효되며 발전해 온 깊은 전통을 가진 '살아 있는 차'입니다. 이러한 보이차의 전통은 단순한 효능을 넘어 쉼과 사유, 정성과 나눔을 포함하는 문화적 가치를 지닙니다. 한국의 차문화가 녹차 중심으로 발전해왔지만, 최근에는 보이차의 건강 기능성에 대한 관심이 높아지면서 전통 한의학과 결합되거나 명상, 요가 등 서정적 라이프스타일과 함께하는 루틴으로 자리 잡고 있습니다. 손님에게 커피 대신 보이차를 대접하며 대화의 깊이를 더하는 사례처럼, 보이차 전통을 일상에 녹이기 위해서는 '차 마시는 시간'에 나를 돌보는 의미를 부여하고, 고기나 기름진 식사 후 속을 정리하는 용도로 활용하며, 찻잎 보관 자체를 발효를 이어가는 문화적 행위로 인식하는 것이 좋습니다.

보이차의 종류 (생차 vs 숙차)

"보이차에도 종류가 있다? 생차, 숙차… 뭐가 다른 걸까요?"

보이차를 처음 접하는 분들이 가장 혼란스러워하는 것이 바로 생차와 숙차의 차이입니다. 겉보기엔 비슷한 덩어리나 잎 모양이지만, 그 속성도, 맛도, 몸에 주는 영향도 다릅니다.

생차 (Raw Pu-erh)

생차는 찻잎을 수확한 후 찌고 말린 다음, 자연 상태로 발효되도록 둔 차입니다. 즉, 발효를 인위적으로 가속하지 않고 오랜 시간(5년~20년 이상)에 걸쳐 숙성되는 전통 방식이죠. 향은 맑고 떫은 맛이 있으며, 시간이 지날수록 맛이 부드러워지고 깊이가 생깁니다. 카페인 함량이 높고, 신진대사 자극 효과가 강하지만 위장이 약한 사람에게는 부담이 될 수 있습니다.

숙차 (Ripe Pu-erh)

숙차는 1970년대부터 상업화와 대량 소비를 위해 등장한 방식으로, 찻잎을 인위적으로 발효시켜 수개월 내 완성하는 차입니다. 색이 더 짙고, 맛은 구수하며 부드럽고 속이 편한 특징이 있습니다. 카페인과 떫은맛이 상대적으로 낮아 중장년층, 공복 섭취, 저녁 시간대에도 부담 없이 마실 수 있는 타입입니다.

【실제 사례: "생차 마시고 잠을 설쳤는데, 숙차는 속이 편했어요"】

송지혜 씨(51세)는 처음에 생차를 '몸에 더 좋다'는 이야기만 듣고 구매해 마셨지만, 음용 후 속이 불편하고 잠이 잘 오지 않는 경험을 했습니다. 이후 숙차로 바꿔보니 속도 편안하고, 식후 느끼함이 줄어들어 루틴으로 정착하게 되었죠. "보이차는 내 몸에 맞는 종류부터 고르는 게 정말 중요하다는 걸 알았어요." 보이차는 '생차'와 '숙차'라는 두 가지 전혀 다른 성격의 차로 나뉘며, 효능을 제대로 느끼기 위해서는 자신의 생활 리듬과 체질에 맞는 종류를 선택하는 것이 핵심입니다. 생차는 찻잎을 자연 발효시켜 오랜 시간 숙성하는 방식으로, 맑고 떫은맛이 강하며 카페인 함량이 높아 오전이나 운동 전에 젊은 층이나 활력을 원하는 이들에게 적합합니다. 반면 숙차는 찻잎을 인위적으로 발효시켜 단기간에 완성하는 방식으로, 구수하고 부드러우며 속이 편안한 특징이 있습니다. 카페인과 떫은맛이 상대적으로 낮아 중장년층, 위장이 민감한 사람, 루틴 초보자에게 적합하며 식후나 저녁 시간, 공복에도 부담 없이 마실 수 있습니다. 생차를 마시고 잠을 설쳤다가 숙차로 편안함을 찾은 사례처럼, 보이차는 '뭘 마시느냐'보다 '언제, 어떻게, 무엇을 선택하느냐'가 중요하므로, 자신의 몸에 맞는 보이차를 선택하여 건강 루틴의 첫 단추를 제대로 꿰는 것이 필요합니다.

보이차 선택 가이드 - 한눈에 보기

【생차】

- 특징: 자연발효, 맑고 떫은맛, 카페인 높음
- 적합: 아침, 운동 전, 활력 필요시
- 주의: 공복 피하기, 위장 약한 분 주의

【숙차】

- 특징: 인공발효, 구수하고 부드러움, 카페인 낮음
- 적합: 식후, 저녁, 공복 가능
- 추천: 초보자, 중장년층, 위장 민감한 분

초보자 시작 TIP:

숙차 티백 → 숙차 잎차 → 생차 시도 순서로 진행

몸에 맞는 보이차 고르기

"같은 보이차인데, 누군가는 속이 편하고 누군가는 더부룩하다고 합니다. 왜일까요?"

보이차를 '좋다'는 말만 듣고 아무 제품이나 마셨다가 속이 불편하거나 잠이 안 오고, 입맛에 맞지 않아 포기하는 경우가 적지 않습니다. 그 이유는 간단합니다. 보이차도 사람마다 '궁합'이 다르기 때문입니다.

체질, 생활 리듬, 음용 목적에 따라 맞는 보이차가 다릅니다. (생차와 숙차의 구체적 특징은 p42 **'보이차의 종류 (생차 vs 숙차)'** 참조)

이를 위해 자신의 상태를 다음 4단계로 체크해보세요:

- 체질 체크: 속이 약한지, 몸이 자주 붓는지
- 목적 확인: 장 건강, 다이어트, 활력 증진 중 무엇인지
- 시간대 고려: 주로 언제 마실 것인지
- 맛 민감도: 쓴맛에 민감한지"

에너지가 필요한 사람은 생차가 더 잘 맞을 수 있으며, 빈속이 약한 사람은 연하게 우린 숙차를 식후에, 활력 회

복이 필요한 사람은 오전 시간 생차 한 잔을 권장합니다.

【실제 사례: "보이차가 안 맞는 줄 알았는데, 사실은 '종류'가 문제였어요"】

한승호 씨(56세)는 처음 마신 보이차가 너무 떫고 쓰게 느껴졌고, 속도 거북해서 며칠 만에 중단했습니다. 하지만 알고 보니 그건 '생차'였고, 이후 숙차로 바꾸자 맛도 부드럽고 음용 후 속이 편안해져 매일 마시는 루틴이 되었습니다. "보이차 자체가 안 맞는 게 아니라, 내 몸에 안 맞는 타입을 마셨던 거였어요." 같은 보이차라도 사람마다 속이 불편하거나 편안함을 느끼는 등 '궁합'이 다른 이유는 체질, 생활 리듬, 음용 목적에 따라 적합한 보이차가 다르기 때문입니다. 보이차가 안 맞는다고 포기하기보다, '종류'가 문제였음을 인지하고 내 몸의 상태와 루틴에 맞는 차를 선택할 때 비로소 보이차는 '지속 가능한 건강 습관'으로 자리 잡을 수 있습니다. 이를 위해 자신의 체질(속이 약하거나 몸이 자주 붓는 경우), 마시는 목적(장 건강, 기초 대사량 향상), 시간대(아침/운동 전, 식후/저녁/취침 전), 맛 민감도(쓴맛에 민감한지)를 4단계로 체크하여 적합한 보이차를 고르는 것이 중요합니다. 무조건 좋은 차가 아니라, 내게 맞는 차를 찾는 것이 가장 좋은 시작입니다.

'쓴맛'에 담긴 건강 원리

"이 쓴맛, 정말 몸에 좋은 걸까요?"

보이차를 처음 접한 많은 사람들은 이렇게 말합니다. "맛이 너무 써서 못 마시겠어요." 하지만 알고 보면, 그 쓴맛이 바로 보이차의 핵심이자 건강의 신호입니다. 보이차의 쓴맛은 '카테킨'과 '갈산'이라는 폴리페놀 계열 성분에서 비롯됩니다. 이들은 항산화, 항균, 지방 분해, 소화 촉진, 장 내 유익균 증식에 작용하며, 쓴맛이 강할수록 체지방 분해 효능과 항산화력이 높다는 연구 결과도 있습니다. 또한 쓴맛은 단맛과 반대되는 감각으로, 입맛을 절제하게 만들고, 과식을 방지하는 데에도 영향을 줍니다. 즉, 쓴맛은 불쾌한 맛이 아니라, 몸이 정화되는 시작점일 수 있는 것입니다.

【실제 사례: "처음엔 싫었는데, 이젠 그 쓴맛이 그리워져요"】

김혜란 씨(48세)는 첫 보이차를 마시고 "약 맛 같아 너무 쓰다"며 중단하려 했습니다. 하지만 '이게 몸에 좋은 맛'이라는 말을 듣고 하루 한 잔씩 연하게 마시며 점차 익숙해졌고, 2주가 지나자 "이 쓴맛 덕분에 입이 깔끔해지고, 군것질이 줄고, 식사량 조절이 쉬워졌다"고 말합니다. "이젠 커피보다 보이차가 더 입에 맞아요. 진짜 몸이 원하더라고요." 보이차의 쓴맛은 불쾌한 맛이 아니라, 카테킨과 갈산 같은 폴리페놀 성분에서 비롯되는 건강의 핵심 신호입니다. 이 성분들은 항산화, 지방 분해, 소화 촉진, 장내 유익균 증식에 기여하며, 쓴맛이 강할수록 효능이 높다는 연구 결과도 있습니다. 쓴맛은 또한 입맛을 절제하고 과식을 방지하는 데 도움을 주어, 몸이 정화되는 시작점이 될 수 있습니다. 처음에는 '약 맛 같다'며 거부감을 느꼈지만 점차 익숙해지면서 군것질과 식사량 조절에 도움을 받은 사례처럼, 보이차의 쓴맛은 당신의 입을 단련시키는 훈련이자 몸에 쌓인 독소와 과잉을 덜어내는 자연의 신호탄입니다. 쓴맛에 익숙해지기 위해서는 처음에는 연하게 우리고, 식후에 마셔서 단맛 감퇴 효과를 체감하며, '쓴맛은 건강한 맛'이라는 인식을 갖는 것이 중요합니다. 1~2주만 반복해도 쓴맛은 점차 입에 익어 오히려 상쾌하게 느껴지며, 그 쓴맛을 즐길 줄 아는 사람이 진짜 몸을 아끼는 사람입니다.

4. 보이차는 왜 '중년의 비밀병기'가 되었을까

체지방 분해에 작용하는 성분들

"보이차가 살 빼는 데 도움이 된다?"

다이어트를 고민해본 사람이라면 한 번쯤은 "보이차가 살 빼는 데 좋다더라"는 이야기를 들어보셨을 겁니다. 그런데 이 말, 단순한 민간요법이 아닙니다. 실제로 보이차에는 체지방 분해와 관련된 활성 성분이 다수 포함되어 있습니다. 대표적인 성분은 갈산$^{\text{Gallic acid}}$과 카테킨류, 테아플라빈입니다. 이 성분들은 지방의 합성을 억제하고, 체내에서 지방이 에너지로 쓰이도록 유도하는 작용을 합니다. 특히 보이차는 발효 과정 중 지방을 분해하는 미생물이 풍부하게 생성되어, 일반 녹차보다 중성지방 억제 효과가 크다는 연구도 있습니다. 즉, 단순한 수분 보충 차원을 넘어 지방 대사와 체중 감량을 직접적으로 돕는 '기능성 음료'로 분류할 수 있는 차입니다.

【실제 사례: "식사 양은 그대로인데 배가 들어갔어요"】

최성희 씨(51세)는 직장생활과 가사로 인해 따로 운동할 시간이 없어 늘 고민이었습니다. 커피 대신 식사 후에 보이차를 마시는 습관을 3주간 유지했더니, 눈에 띄게 배가 들어가기 시작했습니다. 체중은 2kg 정도밖에 줄지 않았지만, 허리둘레가 줄고, 옷맵시가 살아나면서 스스로 만족도가 매우 높아졌다고 말합니다. "뭘 더 하지도 않았는데, 차 한 잔이 이렇게 달라질 수 있구나 싶었어요." 보이차가 체지방 분해에 도움이 된다는 것은 단순한 민간요법이 아닌, 갈산, 카테킨류, 테아플라빈 등 활성 성분이 지방 합성을 억제하고 지방을 에너지로 유도하는 작용을 하기 때문입니다. 특히 발효 과정에서 생성되는 지방 분해 미생물 덕분에 일반 녹차보다 중성지방 억제 효과가 뛰어납니다. 직장 생활과 가사로 운동 시간이 부족했던 최성희 씨(51세)가 식후 보이차 습관으로 허리둘레 감소와 옷맵시 개선을 경험한 것처럼, 보이차는 단순한 수분 보충을 넘어 지방 대사와 체중 감량을 직접 돕는 '기능성 음료'입니다. "체지방 감소 효과를 극대화하려면 보이차와 함께 가벼운 걷기를 루틴화하여 혈액순환과 시너지를 내는 것이 좋습니다. (구체적 음용 타이밍과 권장량은 p64 **보이차 음용 타이밍 총정리** 참조)" 이는 운동이나 식단 조절이 어려운 중년에게 무리 없이 실천할 수 있는 건강한 체지방 관리법이 될 수 있습니다.

장 건강과 소화기능 개선

"먹고 나면 더부룩하고 속이 더부룩한 당신에게, 보이차는 장의 리셋 버튼이 될 수 있습니다."

중년이 되면 가장 먼저 느껴지는 변화 중 하나가 소화의 불편함과 장의 무거움입니다. 조금만 과식해도 속이 더부룩하고, 화장실을 가도 개운하지 않으며, 배에 가스가 자주 차는 느낌…. 이런 증상은 단순한 위장 기능 저하가 아니라, '장 건강의 저하'와 '노폐물의 누적'이 원인일 수 있습니다. 보이차는 발효 과정을 거치면서 생성된 유기산과 미생물 대사물질이 풍부해 장 환경을 정돈하는 데 큰 도움을 줍니다. 특히 숙차는 유해균 억제, 장 운동 촉진, 부드러운 배변 유도에 효과적이며, 장 내 독소 배출을 도와 소화 흡수 기능과 면역력 향상에도 기여합니다.

【실제 사례: "보이차 덕분에 소화제 대신 물을 찾게 됐어요"】

홍민우 씨(52세)는 잦은 소화불량과 가스참, 그리고 만성적인 더부룩함에 시달렸습니다. 하루에도 몇 번씩 소화제를 찾았지만 일시적인 효과뿐이었죠. 그러던 중 지인의 추천으로 식후에 따뜻한 숙차를 한 잔씩 마시기 시작했고, 2주 후부터 점차 속이 편해지고 화장실도 더 규칙적으로 가게 되면서 "이젠 식사 후 소화제보다 보이차가 먼저 생각난다"고 말합니다. 중년에게 흔한 소화 불편함과 장의 무거움은 장 건강 저하와 노폐물 누적 때문일 수 있으며, 보이차는 이러한 장의 불편함을 해소하는 '리셋 버튼' 역할을 합니다. 보이차의 유기산과 미생물 대사물질은 장 환경을 정돈하고, 특히 숙차는 유해균 억제, 장 운동 촉진, 부드러운 배변 유도를 통해 소화 흡수 기능과 면역력 향상에 기여합니다. 잦은 소화불량과 더부룩함에 시

달리던 홍민우 씨(52세)가 식후 숙차 한 잔으로 소화제 대신 편안함을 찾은 사례처럼, 하루 두 잔의 따뜻한 보이차는 장이 제 기능을 회복하고 몸이 가벼워지는 출발점이 될 수 있습니다. "장 건강을 위한 보이차 루틴은 소화효소 분비를 돕고 장 운동을 자연스럽게 유도합니다. 섬유질 섭취와 병행하고, 속이 민감하다면 찻잎을 적게 넣어 연하게 마시는 것이 좋습니다. (최적 음용 시간은 p64 **보이차 음용 타이밍 총정리** 참조)" 또한 섬유질 섭취와 병행하고, 속이 민감하다면 찻잎을 적게 넣어 연하게, 천천히 마시는 것이 좋습니다.

혈당 안정화, 혈압 조절 효과

"조금씩 오르는 수치가 걱정되신다면, 보이차를 하루 두 잔으로 시작하세요."

중년 이후 가장 많이 듣게 되는 말 중 하나는 "공복혈당이 조금 높네요", "혈압이 정상 상한선이에요"라는 이야기입니다. 눈에 띄게 아프진 않지만, 조금씩 올라가는 혈당과 혈압 수치는 중년 건강의 최대 리스크이자 '생활습관병'의 시작 신호입니다. 보이차는 단순한 차가 아니라, 체내 대사와 혈관 건강에 긍정적인 영향을 주는 자연

발효 음료입니다. 특히 보이차의 갈산$^{Gallic\ acid}$, 카테킨, 폴리페놀 성분은 당의 흡수를 억제하고 식후 혈당 급등을 완화시키며, 혈관 내 염증과 중성지방을 줄여 혈압 안정화에도 도움을 줍니다. 중국, 대만, 일본 등지의 다양한 연구에서도 보이차가 혈당과 혈압 조절에 효과적이라는 결과가 축적되고 있습니다.

【실제 사례: "약은 안 먹고 싶은데 수치는 자꾸 올라가서 불안했어요"】

이윤기 씨(58세)는 공복 혈당이 110, 혈압이 135/85로 늘 '경계선'에 있었습니다. 의사로부터 "지금부터 식습관 안 바꾸면 약 복용을 시작해야 할 수도 있다"는 이야기를 듣고, 그때부터 식후에 보이차를 마시는 습관을 들였습니다. 30일간 하루 2~3잔의 숙차 음용과 저염 식단, 가벼운 걷기까지 병행한 결과, 다음 검진에서 혈당이 96, 혈압은 125로 안정되며 "정말 차 하나로 수치가 달라지더라"는 믿음을 갖게 되었습니다. 중년 이후 조금씩 올라가는 혈당과 혈압 수치는 '생활습관병'의 시작 신호이자 건강의 최대 리스크입니다. 보이차는 단순한 차가 아니라, 갈산, 카테킨, 폴리페놀 성분으로 당 흡수를 억제하고 식후 혈당 급등을 완화하며, 혈관 내 염증과 중성지방을 줄여 혈압 안정화에 도움을 주는 자연 발효 음료입니다. 공복 혈당과 혈압 경계선에 있던 이윤기 씨(58세)가 식후 보이차 습관과 식단, 걷기를 병행하여 수치를 안정화시킨 사례처럼, 식후 보이차 한 잔을 습관화하는 것만으로도 혈당과 혈압의 경계를 늦추고 되돌릴 수 있습니다."혈당 및 혈압 관리를 위해 보이차는 '혈당 브레이크' 역할을 하며, 야식 대신 보이차로 허기를 완화할 수 있습니다. 고염식과의 조합을 줄이고 주 3회 이상 걷기 운동을 병행하면 효과적입니다.(음용 타이밍은 p64 **보이차 음용 타이밍 총정리** 참조)" 또한 고염식과의 조합을 줄여 보이차의 효과를 상쇄시키지 않도록 식단에 신경 쓰고, 주 3회 이상 걷기 운동을 병행하면 대사율을 높여 혈당과 혈압 모두에 긍정적인 시너지 효과를 얻을 수 있습니다.

노폐물 배출과 디톡스 기능

"살이 안 빠지는 게 아니라, 빠질 수 없는 몸이 되어버린 걸지도 모릅니다."

중년 이후에는 몸 안의 순환과 배출 기능이 느려지고, 그로 인해 노폐물이 쌓이며 살도 잘 안 빠지고, 몸이 무겁고 피로감이 가시지 않는 상태가 반복됩니다. 바로 '독소 정체형 체질'로 바뀐 신호입니다.이때 필요한 것은 단기적인 단식이나 무리한 디톡스가 아니라, 일상 속에서 노폐물 배출과 대사 촉진을 도와주는 루틴입니다. 바로 그 역할을 보이차가 할 수 있습니다.보이차에는 이뇨 작용을 유도하는 천연 폴리페놀, 체내 독소 제거를 돕는 갈산(Gallic Acid), 장운동과 간 기능에 작용하는 미생물 발효 성분이 풍부해 자연스럽게 체액순환을 촉진하고 노폐물 배출을 돕는 데 매우 효과적입니다.

【실제 사례: "보이차 마신 첫 주에 얼굴 붓기가 빠졌어요"】

윤세진 씨(45세)는 아침마다 얼굴이 붓고, 몸이 무겁고 피로감이 심했습니다. 체중은 크게 늘지 않았지만, 옷이 점점 안 맞고 잔잔한 붓기가 전신에 쌓인 느낌이었습니다. 그녀는 아침 공복 보이차 1잔, 점심 식후 보이차 1잔을 2주간 실천했고, "3~4일 지나자 아침에 붓기가 빠지고, 화장도 잘 먹고, 몸이 한결 가볍게 느껴졌어요"라고 말합니다. "물처럼 마시는데 몸이 가벼워지니, 이게 진짜 루틴이구나 싶었어요." 중년 이후 몸의 순환과 배출 기능이 느려져 노폐물이 쌓이면 살이 잘 빠지지 않고 몸이 무겁고 피로한 '독소 정체형 체질'이 될 수 있습니다. 이때 필요한 것은 무리한 디톡스가 아닌, 일상 속에서 노폐물 배출과 대사 촉진을 돕는 루틴이며, 보이차가 바로 그 역할을 할 수 있습니다. 보이차는 이뇨 작용을 유도하는 폴리페놀, 독소 제거를 돕는 갈산, 장운동 및 간 기능에 작용하는 발효 성분으로 체액 순환과 노폐물 배출에 매우 효과적입니다. 아침마다 얼굴이 붓고 몸이 무거웠던 윤세진 씨(45세)가 보이차 루틴으로 붓기가 빠지고 몸이 가벼워진 사례처럼, 보이차는 몸을 억지로 빼내는 디톡스가 아닌 자연스럽고 부담 없는 정화 루틴입니다. 노폐물 배출을 위한 보이차 디톡스는 장과 간 활동을 깨우고 림프 순환을 촉진합니다. 하루 1.5~2L의 수분 섭취를 병행하고, 체내 염분과 당 섭취를 줄여 효과를 극대화하세요. 찻잎을 2~3번 우려 마시면 유효성분 추출에 더욱 효과적입니다.(디톡스 최적 시간대는 p64 **보이차 음용 타이밍 총정리** 참조). 또한 체내 염분과 당 섭취를 줄여 디톡스 효과를 극대화하고, 찻잎을 2~3번 우려 마시면 유효성분 추출에 더욱 효과적입니다.

보이차를 마신 사람들의 실제 후기

"몸이 먼저 말해줍니다. 이건 나에게 맞는 루틴이라고."

아무리 효능이 좋다고 해도, 결국 중요한 건 '직접 마셔본 사람들의 변화'입니다. 보이차는 단순한 다이어트 차가 아니라, 중년의 체질 변화에 맞춰 몸을 정돈하고 습관을 만드는 도구로 자리 잡고 있습니다. 그렇다면 실제로 마신 사람들은 어떻게 평가하고 있을까요? 30일, 단 1잔의 루틴으로 시작한 사람들의 진짜 변화 이야기를 들어봅니다.

- "피곤이 덜 쌓이고, 붓기가 줄었어요" – 정수연(46세, 직장인)
- "퇴근 후 다리가 무겁고 얼굴도 늘 붓는 느낌이 있었는데, 보이차를 점심 후, 저녁 전 마시기 시작한 지 일주일 만에 붓기가 빠지고, 아침에 얼굴이 가볍게 느껴졌어요. 물보다 따뜻해서 마시기 부담 없고, 속도 편안해져요."
- "군것질 욕구가 줄어들었어요" – 김영재(52세, 자영업)

- "식사 후 늘 당이 당겼는데, 보이차를 마시고 나면 입이 깔끔해져서 디저트 생각이 덜 나요. 보이차 특유의 쌉싸름한 맛이 식욕 조절에 진짜 도움이 되더라고요."
- "배가 덜 더부룩하고, 화장실도 잘 가요" – 송미선(58세, 주부)
- "매일 아침 공복에 숙차 1잔 마시기 시작했는데 며칠 지나니 속이 편안해지고, 아침 배변이 자연스럽게 되기 시작했어요. 소화제 대신 차 마시는 게 이렇게 효과적일 줄 몰랐어요."
- "나잇살이 줄고 옷이 여유 있어졌어요" – 이경태(60세, 은퇴자)
- "보이차 마시고 특별히 운동을 한 건 아니지만, 한 달쯤 지나니 배가 덜 나왔다는 말을 듣기 시작했습니다. 체중은 2kg밖에 안 빠졌지만, 복부가 정리되니 옷이 다르게 맞아요."

보이차의 진정한 가치는 '좋다는 말'보다 '직접 마셔본 사람들의 변화'에서 나옵니다. 보이차는 중년의 체질 변화에 맞춰 몸을 정돈하고 습관을 만드는 도구로 자리 잡고 있으며, 꾸준히 마신 사람들은 "피곤이 덜 쌓이고 붓기가 줄었다", "군것질 욕구가 줄어들었다", "배가 덜 더부룩하고 화장실도 잘 간다", "나잇살이 줄고 옷이 여유 있어졌다"는 공통된 변화를 경험했습니다. 이들의 후기는 거창한 변화가 아닌 작고 꾸준한 실천을 통해 몸의 균형을 되찾았다는 단순하고 확실한 진실을 말해줍니다. 이러한 실전 포인트를 요약하자면, 보이차 농도는 개인 상태에 맞게 조절하고, 단맛과 소금기를 줄이는 식단을 병행하면 효과를 배가시킬 수 있습니다.(구체적인 하루 음용 루틴은 p64 **보이차 음용 타이밍 총정리** 참조).

보이차 루틴의 다음 주인공은 바로 이 책을 읽고 있는 당신이 될 수 있습니다.

보이차 음용 타이밍 총정리

【아침】 기상 후 30분
- 숙차 연하게 1잔 (공복 OK)
- 효과: 장 운동 촉진, 노폐물 배출

【식후】 30분~1시간 이내
- 생차/숙차 1잔 (진하게 가능)
- 효과: 지방 흡수 억제, 소화 촉진

【오후】 2~4시
- 생차 1잔 (카페인 OK 시간대)
- 효과: 오후 활력, 간식 욕구 억제

【저녁】 식후~취침 3시간 전
- 숙차만 1잔 (카페인 낮음)
- 효과: 야식 방지, 소화 도움

하루 권장량: 2~3잔 (400~600ml)

1장에서는 중년 이후의 건강 문제는 '나이 탓'이 아니라 '변화에 맞는 대응의 부재'에서 비롯됩니다. 40대 이후 감소하는 기초대사량, 변화하는 호르몬 분비, 저하되는 회복력 등은 자연스러운 현상이지만, 이에 적절히 대응하지 못하고 과거의 생활 방식을 고수한다면 아침 피로, 나잇살, 소화불량, 혈압·혈당 상승, 잔병치레 등의 신호로 나타납니다. 그동안 유행 다이어트 반복, 건강기능식품 과다 섭취, 정보 과잉 속 실천 부재, '바쁘다'는 핑계로 건강을 미뤄왔던 결과 몸은 더욱 무거워지고 회복은 더뎌졌습니다. 이제 그 해답은 보이차라는 천연 발효차에 있습니다. 보이차는 체지방 분해를 돕는 갈산과 카테킨으로 나잇살을 관리하고, 유익균과 유기산으로 장 건강을 회복시키며, 폴리페놀 성분으로 혈당 급상승을 막고 혈압을 안정화시킵니다. 또한 천연 이뇨 작용으로 체내 노폐물과 독소를 부드럽게 배출합니다. 이 모든 효과가 약물이 아닌 자연 식품을 통해 부작용 없이 일상 루틴으로 실현됩니다. 실제로 보이차를 꾸준히 마신 사람들은 피로 감소, 붓기 완화, 군것질 욕구 감소, 소화 개선, 나잇살 감소 등의 변화를 경험하며, 거창한 변화가 아닌 작고 꾸준한 실천이 몸의 균형을 되찾게 했음을 증명합니다. 보이차는 일시적인 해결책이 아닌 지속 가능한 생활 음료이자 건강 예방 도구입니다. 복잡한 방법이나 비싼 비용 없이 하루 2~3잔, 식사 후나 공복에 따뜻하게 마시는 것만으로 충분합니다. 지금 당신에게 필요한 것은 새로운 다이어트 방법이나 더 많은 영양제가 아니라, 매일 반복할 수 있는 작고 확실한 습관 하나입니다. 그 시작이 바로 보이차 한 잔이며, 이 책을 통해 보이차를 제대로 고르고, 올바르게 우리며, 일상에 자연스럽게 녹여내는 방법을 배우게 될 것입니다. 30일 후, 더 가볍고, 더 편안하며, 더 활기찬 중년의 삶이 당신을 기다리고 있습니다.

준비되셨나요? 이제 보이차와 함께하는 건강한 변화의 여정을 시작해보겠습니다.

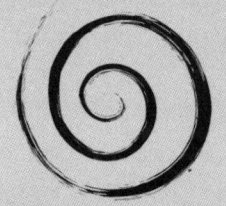

제 2 장

보이차, 제대로 알고 마시자

하루 한 잔이 내 몸을 바꾸는 가장 쉬운 방법

이제 보이차가 왜 중년의 건강에 필요한지 알게 되었습니다. 그렇다면 다음 질문이 떠오르죠. "어떤 보이차를 골라야 할까?", "어떻게 우려야 제대로 된 맛과 효과를 낼 수 있을까?", "하루 중 언제, 얼마나 마셔야 할까?" 좋은 것을 안다고 해서 바로 실천할 수 있는 건 아닙니다. 보이차도 마찬가지입니다. 종류도 많고, 우리는 방법도 복잡해 보이고, 언제 마셔야 하는지도 애매합니다. 게다가 인터넷엔 너무 많은 정보가 넘쳐나서 오히려 더 혼란스럽죠. 하지만 걱정하지 마세요. 보이차는 생각보다 어렵지 않습니다. 내 몸에 맞는 종류를 고르고, 간단한 우림법을 익히고, 하루 루틴에 자연스럽게 녹여내는 것—이 세 가지만 제대로 하면 됩니다. 복잡한 전통 다도법도, 비싼 도구도 필요 없어요. 이번 장에서는 보이차 선택부터 음용까지, 당신이 매일 실천할 수 있는 가장 쉽고 안전한 방법들을 알려드리겠습니다. 오늘 배운 내용을 바탕으로 내일부터 바로 시작할 수 있도록 말이죠.

1. 보이차 고르기부터 시작하자

내 몸에 맞는 보이차 찾는 법

"보이차도 체질에 따라 달라요"

많은 사람이 보이차를 하나의 차로 생각하지만, 실제로는 '내 몸에 맞는 보이차'를 찾는 것부터 시작해야 합니다. 체질이나 현재 몸 상태에 따라 맞는 차가 다릅니다. 위장이 약하거나 소화가 느린 분은 숙차가 더 적합하고, 활력을 원하거나 대사 작용을 높이고 싶은 분은 생차가 더 어울릴 수 있습니다. 내 몸의 특성을 먼저 점검해 보는 것이 좋습니다. 많은 사람이 보이차를 하나의 차로 생각하지만, '내 몸에 맞는 보이차'를 찾는 것이 중요하며, 이는 보이차가 크게 생차와 숙차 두 가지로 나뉘기 때문입니다. 생차는 자연 숙성되어 카페인 함량이 높고 맛이 떫고 진한 반면, 숙차는 인위적인 후발효 과정을 거쳐 맛이 부드럽고 소화에 좋습니다. 위장이 약하거나 소화가 느린 이민호 씨(48세)가 생차로 속쓰림을 겪다 숙차로 편안함을 찾은 사례처럼, 자신의 체질과 목적에 따라 보이차를 선택해야 합니다. 속이 자주 더부룩하고 소화가 느리다면 위에 부담이 적고 맛이 순한 숙차가 적합하며, 졸음이 많고 아침이 무기력하여 활력을 원한다면 카페인이 많고 신맛이 있어 활력을 주는 생차를 고려할 수 있습니다. 디톡스나 장 청소가 목적이라면 숙차를 중심으로 생차를 간헐적으로 병행하는 것도 방법이며, 보이차를 처음 마신다면 맛이 부드럽고 우려내기 쉬운 숙차 티백으로 시작하는 것이 좋습니다. 보이차는 '좋다'보다 '맞다'가 더 중요하므로, 내 몸과 대화하며 맞춤형 루틴을 만드는 것이 보이차를 진정으로 내 것으로 만드는 첫걸음입니다.

생차 vs 숙차 한눈에 보기

【생차】 자연발효, 카페인↑, 떫은맛

【숙차】 인공발효, 카페인↓, 부드러움

※ 자세한 우림법은 다음 장
'생차/숙차 별 우림 온도와 시간' 참조

티백? 덩어리? 보이차 형태별 차이

"보이차, 왜 어떤 건 동그란 덩어리고 어떤 건 티백일까요?"

보이차를 처음 접하는 사람들이 가장 많이 헷갈리는 부분 중 하나는 바로 형태의 차이입니다. 어떤 건 둥글고 딱딱한 압축 덩어리, 어떤 건 찻잎 그대로, 또 어떤 건 티백에 담긴 형태로 판매되죠. 이 차이들은 단순한 모양이 아니라, 보관성, 음용 편의성, 추출력, 숙성 가능성에 따라 나뉘며 보이차 초보자와 숙련자 모두에게 선택 기준이 되는 중요한 요소입니다.

① 덩어리 형태 (병차, 소전차 등)
- 찻잎을 증기로 쪄서 압축한 형태로, 보관과 숙성이 유리
- 덩어리가 클수록 장기 보관 시 향미가 깊어짐
- 칼이나 툴로 잘라내야 하므로 초보자에겐 다소 번거로울 수 있음
- 다관이나 전통 다기 세팅이 있을 때 더 어울림
- 맛은 깊고 진하며, 회차를 나눠 우려 마시기 적합
- 추천 대상: 차 도구가 있는 분, 진하게 마시고 싶은 분, 장기

숙성을 원하는 분

② 낱잎 형태 (산차)

- 압축하지 않은 상태로, 찻잎 그대로 포장된 보이차
- 우림과 보관이 간편하며, 양 조절이 자유로워 취향대로 진하게/연하게 마실 수 있음
- 향은 빠르게 우러나고, 깔끔함과 가벼운 맛이 특징
- 초보자도 쉽게 다룰 수 있어 입문용으로 적합
- 추천 대상: 다관 없이도 쉽게 마시고 싶은 분, 하루 1~2잔 루틴을 시작하는 분

③ 티백 형태

- 가루 상태 또는 잘게 부순 잎을 티백에 담아 간편하게 만든 보이차
- 커피처럼 머그컵, 텀블러에도 바로 사용 가능, 사무실·외출 시 활용도 높음
- 향은 다소 가볍고 단조로울 수 있으나, 속 편한 루틴 실천에 매우 실용적
- 세척 필요 없고 휴대성 최고
- 추천 대상: 바쁜 직장인, 보이차 초보자, 루틴 정착 초기

【실제 사례: "티백으로 시작했다가, 지금은 덩어리 숙차로 갑니다"】

서다영 씨(43세)는 처음 보이차를 접할 땐 귀찮을 것 같아서 티백을 선택했습니다. "정수기 물에 바로 넣고 우려 마시기 편했어요. 근데 2주쯤 지나니 좀 더 진하고 구수한 맛이 끌려서 산차로 바꿨고, 지금은 덩어리 숙차를 소량씩 잘라 우려내고 있어요. 입문은 티백으로, 깊이는 덩어리로. 그렇게 나만의 단계를 만들어가고 있어요." 보이차는 덩어리(병차, 소전차 등), 낱잎(산차), 티백 등 다양한 형태로 판매되며, 이 형태들은 보관성, 음용 편의성, 추출력, 숙성 가능성에 따라 선택 기준이 됩니다. 덩어리 형태는 찻잎을 압축한 것으로 보관과 숙성에 유리하며 맛이 깊고 진해 진하게 마시고 싶거나 장기 숙성을 원하는 이들에게 적합합니다. 낱잎 형태는 압축하지 않아 우림과 보관이 간편하고 양 조절이 자유로워 초보자도 쉽게 다룰 수 있어 하루 1~2잔 루틴 시작에 좋습니다. 티백 형태는 가루나 잘게 부순 잎을 담아 머그컵이나 텀블러에 바로 사용 가능하여 사무실이나 외출 시 휴대성과 실용성이 가장 뛰어나 바쁜 직장인이나 보이차 초보자에게 적합합니다. 서다영 씨(43세)가 티백으로 시작하여 점차 덩어리 숙차로 확장한 사례처럼, 빠른 아침이나 출근 전에는 티백형 숙차를, 집에서 여유 있는 시간에는 산차나 덩어리를, 외출 시 텀블러에는 티백형 숙차를 활용하는 등 자신의 상황에 맞는 형태를 선택하는 것이 중요합니다. 보이차의 형태는 다양하지만, 가장 중요한 것은 '내가 자주 마실 수 있는 형태를 고르는 것'이며, 꾸준히 손이 가는 방식에서 좋은 루틴이 시작됩니다.

가짜 보이차 구별하는 팁

"보이차, 다 같은 보이차가 아닙니다. 가짜도 많습니다."

보이차는 국내외에서 인기를 끌며 유통량이 증가했지만, 그만큼 진짜와 가짜, 고급과 저급 제품의 차이가 큰 시장이기도 합니다. 특히 온라인 구매 시 '저가 보이차'나 '혼합차', 심지어는 위생 기준이 불명확한 제품도 적지 않게 유통되고 있습니다. '가짜 보이차'는 품질뿐만 아니라 향, 맛, 효능, 위생 안전성까지 문제가 될 수 있습니다. 따라서 '건강을 위해 마시는 차'인 만큼, 정품 여부와 원산지, 제조 방식 등을 꼼꼼히 확인하는 것이 필요합니다.

가짜 보이차 또는 저급 보이차, 어떻게 구별할까?

① 가격이 지나치게 저렴한 제품 주의
- 보이차는 제조 공정(발효, 숙성)에 시간이 많이 걸리는 차입니다.
- 숙차 기준, 100g에 1~2천 원대 제품은 대부분 가짜이거나 미숙성 원료 가능성이 높습니다.

② 원산지 표기 확인
- 정통 보이차는 중국 운남성(云南省)에서 생산된 것을 말하며, '보이차'라는 이름을 사용하려면 중국의 지역명 인증이 있어야 합니다.
- 제품 뒷면 또는 상세설명에 "중국 운남성" 또는 "China Yunnan" 명시 여부를 꼭 확인하세요.

③ 냄새와 향으로 판단하기
- 좋은 보이차는 흙냄새처럼 은은한 발효향이 나며, 가짜 또는

저품질 제품은 화학향, 쉰내, 꿉꿉한 곰팡이 냄새가 날 수 있습니다.

④ 침출 시 탁하지 않고 맑은 편
- 물에 우렸을 때 잔부유물이 많거나 침전물이 진하게 남는 제품은 품질이 낮거나 보관이 부적절했을 수 있습니다.

⑤ 공식 유통처 또는 브랜드 확인
- 가능하면 검증된 브랜드(예: 해림, 대익, 청운 등) 또는 공식 쇼핑몰/온라인몰, 건강식품 전문몰에서 구매하세요.

【실제 사례: "저렴해서 샀는데 향도 맛도 별로였어요"】

임성은 씨(55세)는 온라인 마켓에서 '중국 보이차 200g 3,900원'이라는 제품을 보고 바로 구매했습니다. 하지만 포장을 열자 강한 화학 냄새와 비위생적인 색감이 났고, 우렸을 때 탁하고 떫은맛만 남아 바로 버렸다고 합니다. "같은 보이차인데도 이렇게 차이가 나는지 처음 알았어요. 그 후엔 브랜드와 후기, 상세 설명을 꼼꼼히 보고 믿을 수 있는 곳에서만 사요." 보이차는 인기가 높아지면서 저가형, 혼합차, 위생 불명확 제품 등 '가짜 보이차'가 유통될 수 있어 품질, 향, 효능, 위생 안전성을 꼼꼼히 확인해야 합니다. 임성은 씨(55세)가 저렴한 온라인 제품에서 화학 냄새와 탁한 맛을 경험한 사례처럼, 건강을 위해 마시는 차인 만큼 정품 여부와 원산지, 제조 방식 등을 확인하는 안목이 필요합니다. 가짜 또는 저급 보이차를 구별하려면, 제조 공정에 시간이 걸리는 보이차의 특성상 지나치게 저렴한 가격(100g 기준 5,000~15,000원대 이상이 적정)의 제품은 주의해야 합니다. 또한 정통 보이차는 중국 운남성에서 생산된 것이므로 제품 뒷면이나 상세설명에 원산지가 명시되어 있는지 확인하고, 좋은 보이차는 흙냄새처럼 은은한 발효향이 나지만 저품질 제품은 화학향, 쉰내, 꿉꿉한 곰팡이 냄새가 날 수 있으니 향과 냄새로 판단해야 합니다. 물에 우렸을 때 탁하지 않고 맑은 편인지 확인하고, 검증된 브랜드(예: 해림, 대익, 청운 등)의 공식 유통처에서 구매하는 것이 가장 안전합니다. 믿을 수 있는 보이차 한 잔이 건강 루틴의 첫 단추를 제대로 꿰어줄 것입니다.

온라인에서 안전하게 구매하는 방법

"인터넷에서 보이차를 사고 싶은데, 어디서 사야 믿을 수 있을까요?"

보이차는 아직 오프라인 매장에서 쉽게 접하기 어려운 제품이 많아 대부분의 사람들이 온라인을 통해 구매합니다. 하지만 문제는 사이트마다 가격, 품질, 원산지 표기, 후기의 신뢰도가 천차만별이라는 점이죠. 그래서 보이차를 처음 구매하려는 초보자일수록, '믿을 수 있는 곳에서 안전하게' 구매하는 법을 아는 것이 아주 중요합니다.

보이차 온라인 구매 시 꼭 확인할 5가지 기준

① 정품 인증 및 원산지 명기 여부
- 제품 상세 페이지에 "중국 운남성 보이차" 또는 "Pu-erh, Yunnan, China" 등이 명확히 표시되어 있는지 확인
- 수입신고번호, 제조사 및 수입사 정보가 기재되어 있는지 체크

② 식약처 수입식품 등록 여부 확인
- 정식 수입 제품은 식약처 등록 및 통관번호가 표기되어 있습니다. → 제품 상세에 "수입식품 안전관리 특별법에 따른 수

입신고를 필함" 문구가 있는지 확인하세요.

③ 리뷰와 사진 후기 비교
- 리뷰 수가 너무 적거나, 모두 극찬만 있는 경우 주의
- 실제 구매자의 사진 후기가 있는 제품이 더 신뢰도 높습니다.

④ 브랜드 공식몰 또는 믿을 수 있는 플랫폼 이용
- 예: 네이버 스마트스토어, 쿠팡 로켓배송, 헬스 전문 쇼핑몰, 다도 전문몰 등
- "브랜드명 + 공식몰" 검색 → 가격 차이 있더라도 안정성과 품질 우선 고려

⑤ 초보자일수록 '티백 숙차'부터 시작
- 보관, 우리기, 용량 조절이 쉬운 티백형 제품은 처음 마시는 사람에게 부담이 적고 실패율이 낮습니다.

【실제 사례: "알고 보니 병차가 아니라 그냥 덩어리 잎이었어요"】

박지은 씨(44세)는 '전통 보이 병차'라는 제품을 인터넷에서 저렴하게 구매했지만, 실제 배송된 제품은 포장에 병차 표시도 없고, 제조사 정보도 불분명한 상태였습

니다. "후기엔 '향이 좋다'는 말뿐이었고, 막상 마시니 텁텁하고 아무런 향도 없었어요. 그 후엔 반드시 브랜드몰과 수입 인증 확인하고 삽니다."라고 말합니다. 보이차는 오프라인보다 온라인 구매가 일반적이지만, 사이트별 가격, 품질, 신뢰도가 천차만별이므로 '믿을 수 있는 곳에서 안전하게' 구매하는 방법을 아는 것이 중요합니다. 박지은 씨(44세)가 저렴한 '전통 보이 병차'를 구매했다가 불분명한 제품에 실망한 사례처럼, 온라인 구매 시에는 특히 주의가 필요합니다. 안전한 온라인 구매를 위해 제품 상세 페이지에 정품 인증 및 원산지(중국 운남성)가 명확히 명기되어 있는지, 식약처 수입식품 등록 여부가 확인되는지, 실제 구매자의 사진 후기가 충분한지, 그리고 브랜드 공식몰이나 신뢰할 수 있는 플랫폼(네이버 스마트스토어, 쿠팡 로켓배송 등)을 이용하는지 5가지 기준을 확인해야 합니다. 초보자라면 보관, 우리기, 용량 조절이 쉬운 티백 숙차부터 시작하는 것이 실패율을 낮출 수 있습니다. 신뢰할 수 있는 플랫폼, 원산지 확인, 후기 검토, 정품 인증 이 네 가지를 기억하면 보이차 구매로 인한 낭비와 불안을 충분히 피할 수 있습니다.

【실제 사례: "티백은 해림, 덩어리는 대익으로 루틴을 나눠요"】

김성미 씨(50세)는 평일엔 해림 숙차 티백을 사무실에서 마시고, 주말엔 대익 병차를 다관에 우려 진하게 마시는 루틴을 운영 중입니다. "브랜드가 다르면 향도, 효과도 달라서 지루하지 않고 오히려 즐거워요. 초보 땐 티백부터, 익숙해지면 덩어리차로 확장하는 방법 추천해요." 보이차는 원산지가 같더라도 유통, 발효, 위생, 숙성 연도에 따라 품질과 맛이 크게 달라지므로, 초보자일수록 검증된 브랜드의 제품을 선택하는 것이 실패 없는 루틴의 출발점입니다. 김성미 씨(50세)가 평일엔 해림 티백, 주말엔 대익 병차로 루틴을 나눠 즐기는 사례처럼, 브랜드 선택은 루틴을 얼마나 오래, 쉽게, 안정적으로 유지할 수 있는지를 결정합니다. 해외 정통 브랜드로는 대익(大益, Dayi), 중차(中茶, China Tea), 복해(福海, Fuhai), 맹해차창(勐海茶厂) 등이 있으며, 국내 수입·판매 브랜드로는 해림보이차, 청운다원, 차연(ChaYeon), 아이허브(iHerb) 등이 초보자에게 접근성과 안정성 면에서 추천됩니다. 초보자나 사무실 루틴에는 해림, 차연(티백 숙차 위주)을, 전통 다도 취향이나 깊은 맛을 선호한다면 대익, 중차, 맹해차창(병차·산차)*을, 가격 부담을 줄이고 싶다면 복해, 아이허브, 청운(산차 또는 대용량 티백)을 고려하는 것이 좋습니다. 초보일수록 티백부터 시작하여 익숙해질수록 병차로 확장하는 방식이 현명하며, 당신의 취향과 생활에 가장 어울리는 브랜드를 만나 보이차 루틴을 더욱 즐겁고 오래가는 습관으로 만들어보세요.

'1. 보이차 고르기부터 시작하자' 핵심요약

- 체질별 선택: 위장 약함→숙차, 활력 필요→생차
- 형태별 선택: 초보자→티백, 전문가→덩어리
- 구매 시 확인: 운남성 표기, 정품 인증, 가격대

2. 보이차 제대로 우리는 법

보이차 세척은 꼭 해야 하나요?

"찻잎을 왜 한 번 우리고 버리나요?" – 보이차의 '세차'는 꼭 필요한 과정일까요?

보이차를 마시기 전, 대부분의 매뉴얼에서 등장하는 문장이 있습니다. 바로 "세차(洗茶)를 먼저 하세요."입니다. 처음 듣는 사람은 '차를 씻는다고?' 하고 놀라곤 하죠. 그렇다면, 보이차의 세차는 왜 필요한 걸까요? 세차란, 찻잎을 한 번 우려낸 후 그 물은 마시지 않고 버리는 과정을 말합니다. 이는 단순히 먼지를 씻는 개념이 아니라,

찻잎을 깨우고, 향을 일깨우며, 불필요한 성분이나 보관 중 묻은 미세한 불순물을 제거하는 의식적인 준비 단계입니다. 특히 숙차의 경우 발효 과정에서 생성된 미세 잔류물이나 발효 냄새를 정리하는 데 효과적입니다.

【실제 사례: "세차를 안 했더니 첫 잔에서 쉰 냄새가 났어요"】

정한결 씨(56세)는 처음 보이차를 접하면서 세차 과정을 생략하고 곧바로 마셨습니다. 하지만 첫 우림에서 묘한 텁텁함과 약간의 쉰 냄새가 느껴졌고, 그 후로 보이차에 대한 인상이 나빠졌습니다. 나중에 차 전문가의 설명을 듣고 세차 과정을 추가하자 "그제야 향이 깔끔해지고, 본래의 구수함이 살아났다"고 말합니다. "세차는 선택이 아니라 예의라는 말이 진짜 맞더라고요." 보이차를 마시기 전 '세차(洗茶)' 과정은 단순히 먼지를 씻는 것을 넘어, 찻잎을 깨우고 향을 일깨우며 불필요한 성분이나 미세 불순물을 제거하는 의식적인 준비 단계입니다. 정한결 씨(56세)가 세차를 생략했다가 첫 잔에서 텁텁함과 쉰 냄새를 경험한 사례처럼, 세차는 찻잎에 묻은 먼지나 불순물을 제거하고, 첫 맛의 거친 탄닌을 줄여주며, 향과 유효성분의 안정된 추출을 유도하여 차 본연의 맛과 향을 제대로 살리는 데 필수적입니다. 세차는 뜨거운 물(약 90℃)을 붓고 5~10초 후 바로 따라내 버리는 방식으로 1회 우림만 하면 충분하며, 찻잎이 잠길 정도의 물만 사용하고 음용하지 않습니다. 가루형 티백은 세차를 생략할 수 있지만, 고급 잎차 티백의 경우 가볍게 한 번 헹궈주면 훨씬 부드러운 맛을 경험할 수 있습니다. 보이차의 세차는 단순한 준비가 아니라, 차를 마시는 몸과 마음을 다듬는 '의식 같은 과정'이며, 단 10초의 여유로 더 맑고 깨끗한 한 잔을 마실 수 있습니다.

생차/숙차 별 우림 온도와 시간

"같은 보이차인데 맛이 왜 이렇게 다르죠?"

보이차를 마셔본 사람들 사이에서 자주 나오는 말입니다. 같은 브랜드의 보이차인데도 누군가는 '떫다', 누군가는 '부드럽다'고 표현하죠. 그 이유는 단순합니다. 우림(우려내기)의 온도와 시간 차이 때문입니다. (생차/숙차 기본 구분은 p42 **보이차의 종류 (생차 vs 숙차)** 참조)

우림법 핵심 정리

- 생차: 80-85℃, 30초 이내 → 떫은맛 방지
- 숙차: 95-100℃, 40-60초 → 구수한 맛 극대화

【실제 사례: "처음엔 너무 떫어서 못 마시겠더라고요"】

윤다혜 씨(39세)는 건강에 좋다는 이야기를 듣고 생차 보이차를 구입해 마시기 시작했습니다. 그런데 첫날부터 입 안이 텁텁하고 쓰기만 해서 중단할 뻔했죠. 나중에야 생차는 낮은 온도(80~85도)에서 짧게 우려야 떫지 않다는 사실을 알게 되었고, 이후에는 은은한 향과 맛에 빠지게 되었습니다. "처음엔 잘못 우렸던 거더라고요. 방법 하나로 맛이 완전히 달라졌어요." 같은 보이차라도 우림(우려내기) 온도와 시간에 따라 맛이 크게 달라지므로, 생차와 숙차의 다른 성질에 맞는 적절한 우림법을 적용하는 것이 중요합니다. 윤다혜 씨(39세)가 생차를 너무 떫게 우렸다가 낮은 온도에서 짧게 우려야 한다는 것을 깨닫고 맛에 만족한 사례처럼, 보이차의 맛은 정직하게 우림법에 따라 달라집니다. 생차는 발효가 덜 되어 녹차와 유사하므로, 떫고 자극적인 맛을 피하기 위해 80~85

도 물에 첫 우림은 30초 이내, 이후 10~20초씩 추가하여 3~5회 정도까지 우려 마시는 것이 좋습니다. 반면 숙차는 발효가 충분히 되어 95~100도의 팔팔 끓는 물에도 부드럽고 구수한 맛이 우러나며, 첫 우림 40~60초, 이후 30~40초씩 추가하여 5~8회까지도 우려 마실 수 있습니다. 공통적으로 첫 물은 버리고 (세차 방법은 p87 **보이차 세척은 꼭 해야 하나요?** 참조) 두 번째 물부터 마시며, 찻잎 양은 2~3g(작은 티스푼 1스푼)으로 시작하여 본인의 입맛에 맞게 '짧게 우려 여러 번 마시는' 것을 추천합니다. 내 입맛과 몸에 맞는 우림법을 익히면, 보이차는 가장 따뜻하고 맛있는 건강 루틴이 됩니다.

찻잎 vs 티백, 어떤 방식이 쉬울까

"보이차, 찻잎으로 우려야 더 좋을까? 아니면 티백으로 간편하게 마셔도 될까?"

보이차를 처음 시작하는 사람들이 가장 많이 묻는 질문 중 하나입니다. "찻잎이 좋다는데, 그럼 티백은 효과가 없나요?" 결론부터 말하면, 둘 다 장단점이 있으며, 나의 루틴과 환경에 따라 선택하면 됩니다. 찻잎은 깊은 맛과 향, 고급스러운 우림이 가능하지만 준비가 다소 번거롭고 시간이 걸립니다. 반면, 티백은 휴대와 관리가 간편하고, 누구나 실수 없이 일정한 맛을 즐길 수 있는 장점이 있습니다. 중요한 건 내가 매일 마실 수 있는 방식이 무엇인지 아는 것입니다.

찻잎(산차·병차)의 특징

- 찻잎 양 조절이 자유롭고, 맛의 농도를 세밀하게 조정 가능
- 2~3차 우림이 가능해 진한 맛, 다양한 향미를 즐길 수 있음
- 다관, 전기포트 등 도구가 있으면 이상적, 하지만 초보자에겐 번거로울 수 있음
- 시간적 여유와 차에 대한 흥미가 있는 분에게 적합
- 추천 대상: 차를 천천히 즐기고 싶은 분, 주말 루틴이나 여유 시간 활용 가능할 때

티백 보이차의 특징

- 컵이나 텀블러에 넣고 바로 뜨거운 물만 부으면 끝
- 찻잎 양이 정량화되어 있어 맛이 일정하고 초보자 실수 확률이 낮음

- 사무실, 외출, 여행 중에도 휴대성과 실용성 최고
- 다만 일부 저가형 제품은 향미가 약하고 잔여물 침전 가능성 있음
- 추천 대상: 바쁜 직장인, 보이차 입문자, 루틴을 시작하고 싶은 초보자

【실제 사례: "티백으로 시작해서, 주말엔 찻잎으로 즐겨요"】

김지연 씨(47세)는 평일엔 사무실에서 티백 보이차를 하루 2잔 마시고, 주말엔 덩어리 숙차를 잘라 다관에 우려 마십니다. "처음부터 찻잎은 너무 번거로웠어요. 티백으로 습관부터 만들고, 여유 있을 때 찻잎을 즐기니까 루틴이 오히려 더 오래 가요. 이젠 둘 다 없으면 허전해요." 보이차를 처음 시작할 때 찻잎으로 우려야 할지, 티백으로 간편하게 마셔야 할지 고민하는 경우가 많지만, 둘 다 장단점이 있으므로 자신의 루틴과 환경에 따라 선택하는 것이 중요합니다. 찻잎(산차·병차)은 깊은 맛과 향, 고급스러운 우림이 가능하며 2~3차 우림이 가능해 다양한 향미를 즐길 수 있지만, 다관 등 도구가 필요하고 준비가 번거로워 시간적 여유와 차에 대한 흥미가 있는 이들

에게 적합합니다. 반면 티백 형태는 컵이나 텀블러에 뜨거운 물만 부으면 되어 휴대와 관리가 간편하고, 찻잎 양이 정량화되어 있어 맛이 일정하며 초보자도 실수 없이 일정한 맛을 즐길 수 있어 바쁜 직장인이나 보이차 입문자에게 최적입니다. 김지연 씨(47세)가 티백으로 습관을 만들고 주말에 찻잎을 즐긴 사례처럼, 보이차는 형식보다 루틴이 중요하며, 당신이 매일 부담 없이 마실 수 있는 형태를 고르는 것이 핵심입니다. 시작은 간편하게 티백으로, 익숙해지면 깊이 있게 찻잎으로 확장하는 방식으로 당신의 라이프스타일에 맞는 보이차 루틴을 즐겨보세요.

텀블러, 다관, 전기포트 활용법

"보이차, 꼭 다관으로 우려야 할까요?" - 아니요, 당신의 일상 도구로도 충분합니다.

보이차라고 하면, 흔히 전통 찻상에 다관을 올려놓고 정성껏 우려내는 장면을 떠올립니다. 물론 그렇게 마시면 멋도 있고 차의 깊은 맛도 살아나죠. 하지만 중요한 건 형식이 아니라 실천, 즉 매일 어떻게 마시느냐입니다. 다행히도 보이차는 준비된 도구가 없어도 생활 속의 용기만으로 충분히 즐길 수 있는 차입니다. 텀블러, 머그컵, 전기포트 등, 우리가 매일 사용하는 도구에 조금의 요령만 더하면 보이차 루틴을 더 쉽고 꾸준히 유지할 수 있습니다.

다관(茶罐): 전통 방식, 깊은 향과 맛
- 찻잎이나 병차를 우려낼 때 가장 이상적인 도구
- 물 온도와 추출 시간을 조절하기 쉬워, 보이차의 풍미를 최대한 이끌어냄
- 숙차는 90~95℃, 생차는 85~90℃가 적절
- 단점은 세척 번거로움과 다소 높은 진입장벽
- 추천 상황: 주말 여유 시간, 명상 타임, 가족과 찻자리

전기포트: 빠르게 물 끓이기 + 다관 대체 가능
- 온도 조절 기능이 있는 전기포트가 가장 유용
- 차 우리기에 최적화된 85~95℃로 자동 설정 가능
- 일부 전기포트는 찻잎 우림 전용 필터가 있어 직접 추출도 가능
- 추천 상황: 집에서 아침 루틴 시작할 때, 간편하게 뜨거운 물만

필요할 때

텀블러: 실용성과 휴대성 최고

- 보이차 티백을 가장 쉽게 마시는 방법
- 열보존이 뛰어나 2~3시간 따뜻하게 유지 가능
- 잎차형 텀블러(분리형 필터 포함 텀블러)를 쓰면 찻잎도 편리하게 사용 가능
- 추천 상황: 직장, 외출, 차량 이동 중, 회의·업무 시간 중 루틴 유지할 때

【실제 사례: "아침은 전기포트, 회사에선 텀블러로 마셔요"】

최유림 씨(48세)는 평일 아침엔 전기포트로 물을 끓여 집에서 숙차 한 잔을 마시고, 회사에선 보이차 티백을 텀블러에 넣어 오전 10시쯤 한 잔 더 즐깁니다. "전통 방식은 부담스러웠지만, 내 루틴에 맞춰 도구를 나눠 쓰니 스트레스 없이 실천돼요. 이젠 보이차 없으면 하루가 불안할 정도예요." 보이차는 전통 찻상에 다관을 올려놓고 정성껏 우려내는 멋진 장면을 떠올리게 하지만, 중요한 것은 형식이 아니라 매일 마시는 실천입니다. 다행히 보이

차는 텀블러, 머그컵, 전기포트 등 우리가 매일 사용하는 일상 도구만으로도 충분히 즐길 수 있습니다. 다관은 전통 방식으로 깊은 향과 맛을 극대화하며 물 온도와 추출 시간 조절이 용이하여 주말 여유 시간이나 차에 집중하고 싶을 때 적합합니다. 전기포트는 온도 조절 기능이 있는 경우 빠르게 물을 끓여 차 우리기에 최적화된 온도를 설정할 수 있어 집에서 아침 루틴을 시작할 때 유용합니다. 텀블러는 보이차 티백을 가장 쉽게 마시는 방법으로 열 보존이 뛰어나며 휴대성이 최고여서 직장, 외출, 차량 이동 중 루틴 유지에 적합합니다. 최유림 씨(48세)가 아침엔 전기포트로, 회사에선 텀블러로 보이차를 즐기는 사례처럼, 당신의 생활에 맞춰 도구를 나눠 쓰면 스트레스 없이 꾸준히 실천할 수 있습니다. 보이차는 '도구'가 중요한 것이 아니라, 지금 내 생활에 맞는 방식으로 매일 잊지 않고 마시는 것이 훨씬 중요합니다.

외출 시 간편하게 마시는 팁

"보이차는 집에서만 마시는 음료일까요?" 아니요. 외출할 때도 충분히 즐길 수 있습니다.

바쁜 일정 속에서 건강 루틴을 지키는 건 쉽지 않지만, 보이차는 휴대성 있는 형태와 약간의 준비만 있다면 외출 중에도 얼마든지 즐길 수 있는 차입니다. 오히려 밖에서 커피를 자주 마시는 사람일수록, 보이차 한 잔으로 카페인 과다를 줄이고, 소화를 돕는 효과를 누릴 수 있습니다. 외출 시에도 루틴을 유지하고 싶은 분들을 위해, 실제로 많은 사람들이 사용하는 '보이차 휴대 팁'을 소개합니다.

외출용 보이차 루틴 3가지 방식

① 보온 텀블러 + 티백
- 가장 간단하고 일반적인 방법
- 출근 전 텀블러에 뜨거운 물을 담고, 티백 1개를 넣기만 하면 끝
- 하루 2~3시간은 따뜻한 상태 유지 가능

② 찻잎 전용 텀블러(필터 내장형)
- 찻잎 보이차를 가지고 다니고 싶은 분들에게 적합

- 내장 필터를 통해 찻잎이 넘치지 않고 부드럽게 추출 가능
- 연하게, 오후엔 진하게 우려 마시는 것도 가능

③ 분말 또는 추출액 형태
- 최근엔 보이차 추출액, 분말 보이차 제품도 출시되어 생수만 있으면 언제 어디서든 섭취 가능
- 빠르게 한 잔을 마시고 싶을 땐 유용한 대안

【실제 사례: "지방 출장을 다닐 때도 보이차가 함께합니다"】

김준우 씨(53세)는 출장 중엔 식사가 불규칙하고, 회식으로 속이 더부룩할 때가 많았습니다. 그는 항상 숙차 티백과 소형 보온 텀블러를 가방에 넣고 다니며, 아침이나 식후에 보이차를 한 잔씩 마셨습니다. "출장지에서 따뜻한 보이차 한 잔은 몸도 마음도 정리해줘요. 속이 불편할 땐 정말 이 한 잔이 약처럼 느껴질 때도 있어요." 보이차는 전통 찻상에 다관을 올려놓고 정성껏 우려내는 멋진 장면을 떠올리게 하지만, 중요한 것은 형식이 아니라 매일 마시는 실천입니다. 다행히 보이차는 텀블러, 머그컵, 전기포트 등 우리가 매일 사용하는 일상 도구만으로

도 충분히 즐길 수 있습니다. 다관은 전통 방식으로 깊은 향과 맛을 극대화하며 차에 집중하고 싶을 때 적합하고, 전기포트는 온도 조절 기능으로 빠르게 물을 끓여 아침 루틴에 유용합니다. 텀블러는 보이차 티백을 가장 쉽게 마시는 방법으로 휴대성이 뛰어나 직장, 외출, 이동 중 루틴 유지에 최고입니다. 최유림 씨(48세)가 아침엔 전기포트로, 회사에선 텀블러로 보이차를 즐기는 사례처럼, 당신의 생활에 맞춰 도구를 나눠 쓰면 스트레스 없이 꾸준히 실천할 수 있습니다. 보이차는 '도구'가 중요한 것이 아니라, 지금 내 생활에 맞는 방식으로 매일 잊지 않고 마시는 것이 훨씬 중요합니다.

'2. 보이차 제대로 우리는 법' 핵심 요약

- 세차: 첫 물은 반드시 버리기 (5-10초)

- 온도: 생차 80-85℃, 숙차 95-100℃

- 도구: 텀블러도 충분, 형식보다 실천

3. 하루 루틴에 보이차 넣기

아침 공복에 마셔도 될까?

"눈 뜨자마자 보이차, 괜찮을까요?"

보이차를 건강 루틴으로 삼고 싶은 분들이 가장 자주 묻는 질문 중 하나가 바로 이것입니다.

"공복에 마셔도 괜찮을까요?" 결론부터 말씀드리자면, 보이차는 종류와 몸 상태에 따라 공복 음용이 가능합니다. 특히 숙차는 발효가 충분히 진행되어 위에 자극이 적고 부드러워 공복 음용에 적합합니다. 반면 생차는 카페인이 숙차보다 높고 떫은맛이 강해 공복 섭취 시 속쓰림을 유발할 수 있어 주의가 필요합니다. 보이차는 공복에 마실 경우 장 운동을 부드럽게 자극해 배변 활동을 돕고, 몸의 수분 대사도 촉진하는 장점이 있습니다. 특히 아침에 마시는 따뜻한 차 한 잔은 하루를 활기차게 여는 기분 좋은 습관이 되기도 하죠.

【실제 사례: "아침 공복 보이차 덕분에 변비가 사라졌어요"】

박선영 씨(50세)는 매일 아침 변비로 시작하는 하루가 너무 스트레스였습니다. 커피를 마셔도 큰 변화가 없었고, 식이섬유 제품은 배에 가스만 찼습니다. 그러던 중 보이차 숙차를 매일 아침 공복에 한 잔씩 마시기 시작했는데, 일주일도 되지 않아 아침에 자연스러운 배변이 가능해졌다고 합니다. "속이 편안해지고 하루가 가벼워졌어요. 마치 몸이 '정리'되는 느낌이랄까요." 보이차를 건강 루틴으로 삼을 때 '공복에 마셔도 괜찮을까?'라는 질문을 많이 하지만, 보이차는 종류와 몸 상태에 따라 공복 음용이 가능합니다. 특히 발효가 충분히 진행되어 위에 자극이 적고 부드러운 숙차는 공복 음용에 적합하며, 장 운동을 부드럽게 자극해 배변 활동을 돕고 몸의 수분 대사를 촉진하는 장점이 있습니다. 반면 카페인이 높고 떫은 맛이 강한 생차는 공복 섭취 시 속쓰림을 유발할 수 있어 주의해야 합니다. 매일 아침 변비로 고생하던 박선영 씨(50세)가 아침 공복 숙차 한 잔으로 자연스러운 배변을 경험한 사례처럼, 아침에 마시는 따뜻한 차 한 잔은 하루를 활기차게 여는 기분 좋은 습관이 될 수 있습니다. 아침 공복 보이차 루틴을 위해서는 숙차로 시작하고, 80~85도 정도의 따뜻한 물에 우려 기상 후 10분 이내, 식사 30분 전이 최적의 타이밍입니다. 공복 속쓰림이 있다면 삶은 달걀이나 바나나 반 개 등 간단한 음식과 함께 마시는 것도 좋은 방법입니다. 무리 없이 실천할 수 있다면, 보이차는 커피보다 더 부드럽고 건강한 아침 친구가 되어줄 수 있습니다.

식전, 식후, 언제 마시는 게 좋을까

"보이차는 언제 마셔야 가장 효과적일까요?"

건강을 위해 보이차를 마신다고 해도, 마시는 시간에 따라 체감 효과는 천차만별입니다. 특히 보이차는 카페인, 폴리페놀, 갈산, 발효 유기산 등 생리활성 성분이 풍부하기 때문에, 언제, 어떤 상태에서 마시느냐에 따라 체지방 분해, 소화 촉진, 혈당 관리 등에 주는 효과가 다르게 나타납니다. 보이차를 마시는 최적의 타이밍을 이해하면, 하루 루틴 속에 보이차를 효율적으로 배치할 수 있게 됩니다.

【실제 사례: "식후 30분, 이 시간 한 잔이 하루를 바꿔줘요"】

양지혜 씨(51세)는 점심 식후 커피 대신 보이차를 마시기 시작했습니다. "처음엔 맛이 낯설었는데, 속이 훨씬 덜 부담스럽고, 오후에 덜 나른해졌어요. 식후에 보이차 마시는 게 루틴처럼 자리 잡으니까 식사량도 자연스럽게 조절되더라고요." 보이차는 마시는 시간에 따라 체감 효과가 천차만별이므로, 최적의 타이밍을 이해하고 하루 루틴 속에 효율적으로 배치하는 것이 중요합니다. 보이차의 생리활성 성분은 체지방 분해, 소화 촉진, 혈당 관리 등에 다르게 작용하기 때문입니다. 식후 30~60분 사이는 소화가 시작되고 혈당이 오르며 지방 흡수가 일어나는 시점으로, 보이차가 지방 흡수를 줄이고 혈당 급등을 억제하는 효과가 커 식후 음용 시 체지방 관리 및 식후 피로 개선에 탁월하여 가장 이상적인 타이밍입니다.

식사 중에는 소화 효소 작용을 방해할 수 있으므로 마시지 않는 것이 좋습니다. 양지혜 씨(51세)가 점심 식후 커피 대신 보이차를 마시고 속이 편안해지고 오후 나른함이 줄어든 사례처럼, 아침 공복에는 연하게 우린 숙차로 장 자극과 체내 순환을 시작하고, 점심 식후에는 숙차 한 잔으로 식곤증을 줄이고 오후 집중력을 향상시키는 등 시간대별로 보이차를 활용하면 회복의 리듬을 만들 수 있습니다.

최적 음용 시간대
- 공복: 숙차 연하게
- 식후 30분: 지방흡수↓ (최적)
- 식사 중: 피하기 (소화효소 방해)

하루 권장량과 음용 타이밍

"보이차는 하루에 몇 잔이 적당할까요?"

몸에 좋다고 하니 많이 마시고 싶고, 갈증이 날 때마다 마시다 보면 하루에 5잔, 6잔 넘길 때도 있죠. 하지만 보이차도 적절한 양과 타이밍이 중요합니다. 보이차에는 카페인, 탄닌, 갈산 등 생리활성 성분이 포함되어 있어 과다 섭취 시 속쓰림, 변비, 불면감 등을 유발할 수 있습니다. 즉, 건강에 이로운 보이차 루틴을 위해선 적절한 '양'과 '시기'가 핵심입니다.

【실제 사례: "처음엔 하루 5잔씩 마셨다가 속이 거북했어요"】

박수진 씨(42세)는 다이어트에 효과적이라는 말을 듣고 처음부터 하루 5잔 이상 보이차를 마셨습니다. 하지만 며칠 지나자 속쓰림과 수면장애가 생기기 시작했고, 결국 섭취량을 2~3잔으로 줄였습니다. "적정량을 지키니까 오히려 속도 편하고, 효과도 훨씬 더 분명하게 느껴졌어요." 보이차는 몸에 좋다고 해서 많이 마실수록 좋은 것이 아니며, 적절한 양과 타이밍이 그 효과를 결정합니다. 카페인, 탄닌, 갈산 등 생리활성 성분 때문에 과다 섭취 시 속쓰림, 변비, 불면감 등을 유발할 수 있습니다. 박수진 씨(42세)가 하루 5잔 이상 마시다가 속쓰림과 수면장애를 겪고 섭취량을 줄여 효과를 본 사례처럼, 건강에 이로운 보이차 루틴을 위해서는 적절한 '양'과 '시기'가 핵심입니다. 하루 2~3잔(약 500~700ml)이 지방분해,

혈당조절, 소화개선 등 주요 효과를 충분히 누릴 수 있는 적정량이며, 너무 많이 마시면 수분 과잉, 철분 흡수 저해, 위장 부담이 생길 수 있습니다. 특히 빈혈이 있거나 위장이 약한 분은 1~2잔으로 시작하는 것이 좋습니다. 숙면을 위해 밤 9시 이후에는 카페인 함량이 높은 생차를 피하고, 보이차를 마신 후 1시간 내 물 1컵을 추가 섭취하여 이뇨 완화 및 흡수 보완을 하는 것이 좋습니다.

하루 2-3잔 권장 스케줄

- 아침: 공복 숙차 1잔
- 점심: 식후 30분 1잔
- 오후: 3-4시 간식대용 1잔
- 저녁: 7시 이전까지만

커피 대신 보이차로 전환하기

"하루 한 잔의 커피, 정말 나에게 맞는 루틴일까요?"

현대인의 일상에서 커피는 거의 '기본템'처럼 여겨집니다. 아침에 눈을 뜨자마자, 점심 식사 후, 졸린 오후 시간마다 자동으로 손이 가죠. 하지만 카페인 과잉, 속쓰림,

혈당 변동, 수면 방해등 커피가 몸에 주는 부작용도 적지 않다는 사실, 알고 계셨나요? 보이차는 커피보다 낮은 카페인 함량(숙차 기준 약 1/3 수준)과 지방 분해, 소화 촉진, 혈당 조절, 이뇨 작용 등 복합적인 건강 효과를 갖춘 대체 음료입니다. 특히 중년층에게는 커피보다 보이차가 훨씬 더 지속 가능한 건강 루틴이 될 수 있습니다.

커피 → 보이차 전환 루틴 3단계

1단계: 점심 커피 대신 보이차로 시작하기
- 가장 쉬운 전환 루틴. 식후 숙차 1잔으로 혈당 안정, 소화 보완, 커피 대체 효과 누리기

2단계: 아침 커피 → 연한 숙차로 교체
- 공복엔 자극이 적은 연한 숙차 또는 1차 세차 후의 보이차 활용 – 따뜻한 차 한 잔으로 장운동과 수분 보충 효과까지

3단계: 오후 졸릴 때 생차 활용
- 생차는 카페인 함량이 높아 카페인 필요 시간대의 대안으로 적합 – 단, 저녁 이후엔 생차 음용 주의 (숙면 방해 가능)

【실제 사례: "커피를 끊진 않았지만, 줄이는 게 훨씬 쉬워졌어요"】

이은지 씨(45세)는 하루 3~4잔의 커피를 마시던 커피 애호가였습니다. 하지만 속쓰림과 저녁 불면으로 고생하면서 점심 커피를 보이차로 바꾸는 루틴부터 시작했고, 이제는 하루 커피 섭취량이 절반 이하로 줄었습니다. "보이차를 마시면 입이 깔끔해지고 간식이나 추가 커피 욕구도 줄어서 자연스럽게 조절이 되더라고요." 현대인의 필수품처럼 여겨지는 커피는 카페인 과잉, 속쓰림, 혈당 변동, 수면 방해 등 부작용이 적지 않습니다. 보이차는 커피보다 낮은 카페인 함량(숙차 기준 약 1/3 수준)과 지방 분해, 소화 촉진, 혈당 조절, 이뇨 작용 등 복합적인 건강 효과를 갖춘 탁월한 대체 음료이며, 특히 중년층에게는 커피보다 훨씬 지속 가능한 건강 루틴이 될 수 있습니다. 이은지 씨(45세)가 점심 커피를 보이차로 바꾸면서 커피 섭취량이 줄고 간식 욕구도 감소한 사례처럼, 커피를 완전히 끊지 않아도 하루 중 일부를 보이차로 전환하는 것만으로 몸은 확실히 반응합니다. 커피를 보이차로 전환하는 루틴은 점심 커피 대신 숙차 한 잔으로 혈당 안정과 소화 보완 효과를 누리는 것부터 시작하여, 아침 커피를 연한 숙차로 교체하여 장 운동과 수분 보충 효과를 얻고, 오후 졸릴 때 카페인 함량이 높은 생차를 활용(단, 저녁 이후 주의)하는 3단계로 진행할 수 있습니다. 아침 공복 커피 대신 연하게 우린 숙차를, 점심 식후 아메리카노 대신 진한 숙차를, 오후 졸릴 때 라떼 대신 생차 또는 보이차 블렌딩차를 선택하는 등 상황에 맞춰 전환하면 당신의 에너지 루틴을 더 건강하고 부드럽게 바꿀 수 있습니다.

보이차와 잘 어울리는 간단한 식단

"보이차를 마시기만 해도 좋지만, 식단과 함께할 때 효과는 더 커집니다."

보이차는 단독으로 마셔도 체지방 분해, 소화 촉진, 디톡스 효과가 있지만, 식단과 병행하면 그 효과는 배가됩니다. 특히 중년 이후엔 '무엇을 얼마나 먹는가'보다 '무엇과 함께 먹는가'가 건강의 핵심입니다. 보이차는 기름기 많은 음식의 지방 흡수를 줄이고, 당 흡수 억제 효과도 있어 식사 전후 또는 사이사이 마시면 몸에 부담을 줄이고 포만감을 늘리는 역할을 합니다.

보이차와 궁합이 잘 맞는 식단 5가지

① 저염·저지방 한식 식단
- 국, 나물, 생선 등 전통 한식은 보이차의 소화 촉진 기능과 잘 맞음
- 김치류와도 잘 어울리며 속을 덜 자극함

② 곡물·현미밥 중심 식단
- 백미보다는 현미, 귀리, 보리 등 식이섬유가 많은 곡류와 궁합이 좋음
- 장 건강과 배변 개선 효과 상승

③ 샐러드 + 단백질(계란, 두부, 닭가슴살)
- 식사 대용 간편식에도 보이차는 소화 부담을 줄이고 포만감 지속에 효과적
- 기름기 많은 드레싱은 줄이고, 간은 최소화

④ 튀김류, 고기 섭취 시 숙차 병행
- 보이차는 지방 흡수를 억제하고 중성지방 수치를 낮추는 데 도움

- 식후 30분 숙차 한 잔이 느끼함 해소에 탁월

⑤ 단 음식 섭취 후 디저트 대신 보이차
- 단맛을 중화하고 입안을 깔끔하게 정리
- 디저트 과다 섭취를 억제하는 데에도 효과적

【실제 사례: "보이차를 마시니까 식단 조절이 더 쉬워졌어요"】

　유현정 씨(49세)는 다이어트 중 항상 식단 후 디저트 욕구로 실패를 반복했습니다. 하지만 보이차를 루틴에 넣은 이후, 식후 단맛 욕구가 줄고, 과식을 자연스럽게 피할 수 있었다고 합니다. "보이차 한 잔이 식사의 마무리이자 자제력의 시작이 됐어요." 보이차는 단독으로 마셔도 효과가 있지만, 식단과 병행하면 그 효과는 배가됩니다. 특히 중년 이후에는 '무엇을 얼마나 먹는가'보다 '무엇과 함께 먹는가'가 건강의 핵심이며, 보이차는 기름기 많은 음식의 지방 흡수를 줄이고 당 흡수 억제 효과도 있어 식사 전후 또는 사이사이 마시면 몸에 부담을 줄이고 포만감을 늘리는 역할을 합니다. 유현정 씨(49세)가 보이차 루틴 이후 식후 단맛 욕구가 줄고 과식을 피할 수 있었던 사례처럼, 보이차는 식사의 흐름을 바꾸고 식습관을 리셋하는 건강 루틴의 파트너입니다. 보이차와 궁합이 잘 맞는 식단으로는 보이차의 소화 촉진 기능과 잘 맞는 저염·저지방 한식, 장 건강과 배변 개선 효과를 높이는 곡물·현미밥 중심 식단, 소화 부담을 줄이고 포만감을 주는 샐러드+단백질(계란, 두부, 닭가슴살), 지방 흡수 억제에 도움을 주는 튀김류/고기 섭취 시 숙차 병행, 그리고 단맛을 중화하고 디저트 과다 섭취를 억제하는 단음식 섭취 후 디저트 대신 보이차가 있습니다. 보이차는 '먹기 전'이 아닌 '먹은 후' 마시는 것이 핵심이며, 기름지고 짠 음식에는 숙차로 느끼함과 소화 부담을 줄이고, 식사량을 줄이기보다 식후 보이차로 간식 루틴을 끊어보는 것부터 시작하는 것이 좋습니다.

'3. 하루 루틴에 보이차 넣기' 핵심 요약

- 최적 시간: 식후 30분 (지방흡수 15-20%↓)
- 권장량: 하루 2-3잔 (500-700ml)
- 주의: 저녁 7시 이후 금지 (수면 방해)

4. 보이차 마시면서 피해야 할 것들

공복 과음은 금물! 적절한 섭취량

"보이차도 많이 마시면 부작용이 있을 수 있나요?"

건강에 좋다고 해서 많이 마시면 더 좋은 걸까요? 보이차는 건강에 유익한 기능을 지닌 차이지만, 과유불급(**過猶不及**)이라는 말이 꼭 맞는 사례이기도 합니다. 특히 공복 상태에서 보이차를 과하게 마시면 위산이 과도하게 분비되거나, 속쓰림을 유발할 수 있습니다. 보이차에는 카페인과 폴리페놀, 갈산 등의 성분이 포함되어 있어 적당량 섭취 시 체지방 분해와 대사 촉진에 도움이 되지만, 빈속에 과다하게 섭취하면 위장 점막을 자극할 수 있고, 배탈이나 설사 증상으로 이어질 수 있습니다. 또한 보이차는 수분 대사를 촉진하는 성질이 있어 지나치게 많이 마시면 몸에 필요한 수분까지 빠르게 배출해버릴 수도 있습니다. 결국 중요한 건 '얼마나 마시느냐'가 아니라, 어떻게, 언제, 얼마만큼 마시는가입니다.

【실제 사례: "하루 종일 마시다가 속이 뒤집혔어요"】

정미선 씨(55세)는 다이어트를 위해 하루 1.5리터 정도의 보이차를 수시로 마셨습니다. 물 대신 마신다고 생각하고 틈만 나면 우려낸 보이차를 마셨지만, 며칠 후부터는 속이 불편하고 설사까지 겪게 되었죠. 병원에서는 위장 과민증을 지적했고, 이후 하루 섭취량을 줄이자 증상이 사라졌습니다. "건강해지려고 마신 건데 오히려 속이 더 뒤집히니까 놀랐어요. 양 조절이 필요하다는 걸 그때 처음 알았어요." 보이차는 건강에 유익하지만, '많이 마시면 더 좋다'는 생각은 금물입니다. 특히 공복 상태에서 보이차를 과하게 마시면 위산 과다 분비, 속쓰림, 배탈, 설사 등을 유발할 수 있으며, 지나치게 많이 마시면 몸에 필요한 수분까지 빠르게 배출해버릴 수 있습니다.

정미선 씨(55세)가 다이어트를 위해 하루 1.5리터의 보이차를 마시다가 위장 과민증을 겪은 사례처럼, 중요한 것은 '얼마나 마시느냐'가 아니라 '어떻게, 언제, 얼마만큼 마시는가'입니다. 보이차 적정 섭취량은 하루 2-3잔(상세 권장량은 p340 참조)이며, 과다 섭취 시 다음과 같은 부작용이 발생할 수 있습니다.

너무 많이 마시면 수분 과잉, 철분 흡수 저해, 위장 부담이 생길 수 있습니다. 특히 빈혈이 있거나 위장이 약한 분은 1~2잔으로 시작하는 것이 좋습니다. 공복에는 숙차 위주로 1잔 이내로 시작하고, 속이 약한 사람은 식후 30분 후에 마시는 것이 좋습니다. 카페인에 민감하다면 오후 5시 이후 섭취는 줄이고, 보이차를 마신 후에는 반드시 생수나 일반 물도 함께 섭취하여 수분 균형을 맞추는 것이 중요합니다. 보이차는 빠르기보다 지속이 답이므로, 내 몸의 반응을 살피며 천천히 루틴을 만들어 가는 것이 건강한 루틴을 위한 핵심입니다.

카페인 민감한 사람의 유의사항

"보이차도 카페인이 있나요?"—예, 하지만 종류와 양에 따라 조절할 수 있습니다.

보이차는 발효차지만, 기본적으로 찻잎(차나무 잎)에서 추출된 차이기 때문에 카페인을 포함하고 있습니다. 다만, 같은 찻잎이라도 발효 방식(생차 vs 숙차), 우림 시간, 우림 온도 등에 따라 카페인 함량은 크게 달라질 수 있습니다. 카페인에 민감한 사람은 커피나 홍차뿐 아니라 보이차도 체질에 맞게 섭취 방법을 조절해야 건강 루틴이 오히려 독이 되지 않습니다.

보이차의 카페인 함량은 어느 정도일까?

- 일반 커피(아메리카노): 약 100~150mg
- 녹차(1잔 기준): 약 30~50mg
- 보이차 숙차: 약 20~40mg
- 보이차 생차: 약 40~70mg

생차가 숙차보다 카페인 함량이 높습니다. 또한 첫 우림은 카페인 농도가 가장 높으므로 세차(1차 우림 후 버리기)는 필수입니다.

카페인 민감자 주의사항 4가지

① 생차보다 숙차를 선택하세요.

숙차는 발효가 더 많이 되어 카페인 함량이 낮고 부드럽습니다.

② 저녁 이후에는 마시지 마세요.

생차는 오후 4시 이후 피하고, 숙차라도 저녁 7시 이후엔 음용을 제한하는 것이 숙면에 도움됩니다.

③ 우림 시간과 온도를 낮추세요.

찻잎 양을 줄이고, 온도는 80~85℃, 30초 이내로 우림하면 카페인 추출을 최소화할 수 있습니다.

④ 하루 1~2잔으로 시작해 체감 반응을 확인하세요.

두근거림, 불면, 소화장애 등이 나타난다면 양을 줄이고 물을 더 많이 마셔보세요.

【실제 사례: "커피는 못 마시는데, 숙차는 괜찮았어요"】

정미선 씨(51세)는 커피만 마셔도 두통과 불면이 와서 평소 카페인을 피했습니다. 하지만 보이차의 건강 효능이 궁금해 숙차를 연하게 우려 하루 1잔 마시기 시작했고, "커피보다 훨씬 순하고, 속도 편해서 무리 없이 루틴으로 안착할 수 있었다"고 말합니다. "숙차 + 짧은 우림 + 오후 3시 전 음용이 저에겐 딱 맞는 조합이에요." 보이차는 차나무 잎에서 추출된 차이므로 카페인을 포함하지만, 발효 방식(생차 vs 숙차), 우림 시간, 온도 등에 따라 함량이 크게 달라질 수 있어 카페인 민감자는 섭취 방법을 조절해야 합니다. 정미선 씨(51세)가 커피 대신 숙차를 연하게 마시며 무리 없이 루틴에 안착한 사례처럼, 보이차는 커피보다 순하지만 카페인 민감자에게는 여전히 신중한 접근이 필요합니다. 보이차 숙차의 카페인 함량은 녹차와 비슷하거나 낮지만 생차는 더 높으므로, 카페인 민감자는 생차보다 숙차를 선택하고, 저녁 이후에는 마시지 않으며(숙차도 저녁 7시 이후 제한), 찻잎 양을 줄이고 80~85℃의 낮은 온도에서 30초 이내로 우려 카페인 추출을 최소화해야 합니다. 또한 첫 우림은 카페인 농도가 가장 높으므로 반드시 버리는(세차) 것이 필수입니다. 하루 1~2잔으로 시작하여 두근거림, 불면, 소화장애 등 체감 반응을 확인하며 양을 조절하는 것이 중요합니다. 자신의 몸에 귀 기울이며 섭취하는 것이 진짜 건강 루틴의 시작입니다.

위장이 약할 땐 생차 vs 숙차 선택

"보이차가 몸에 좋다는데, 왜 속이 쓰릴까요?"

보이차는 분명 건강에 이로운 차지만, 모든 사람에게 똑같은 방식으로 잘 맞지는 않습니다. 특히 위장이 예민하거나 소화력이 약한 사람이라면 보이차를 섭취할 때 반드시 '생차와 숙차의 차이'를 고려해야 합니다. (생차/숙차 구분은 p42 참조)

위장이 약한 분들을 위한 선택 가이드

- 무조건 숙차 선택: 발효로 인해 탄닌 30% 감소
- 우림 온도 낮추기: 85℃ 이하로 자극 최소화
- 식후 30분 섭취: 위산 희석 상태에서 음용

위장 건강을 위한 보이차 섭취 실전 팁

- 첫 우림은 반드시 버리기 (세차 상세 설명 p87 참조)
- 85℃ 이하의 온도로 연하게 우림

뜨거운 물보다는 온수(80~85℃)를 사용하여 자극 최소화

- 공복보다는 식후 30분 전후 섭취

위산이 충분히 희석된 상태에서 숙차를 천천히 마시는 것이 이상적

- 티백보다 찻잎이 낫지만, 티백도 연하게 우리면 OK

잎 양이 적고, 우리 시간을 짧게 유지하면 속 부담 줄이기 용이

【실제 사례: "생차를 마셨더니 배가 더부룩하고 쓰렸어요"】

박재훈 씨(58세)는 보이차를 건강을 위해 마시기 시작했지만, 지인의 추천으로 생차를 아침 공복에 마셨다가 위통을 느끼고 중단했습니다. 이후 전문가의 권유로 숙차로 바꾸고, 식후 30분에 연하게 우려 마시자 "속이 오히려 편해지고 소화도 잘돼서 그때부터 루틴이 됐어요. 보이차가 아니라, 보이차를 잘못 마신 게 문제였던 거죠."라고 말합니다. 위장이 약하거나 소화력이 약한 사람은 보이차 섭취 시 '생차와 숙차의 차이'를 반드시 고려해야 합니다. 박재훈 씨(58세)가 생차를 마시고 위통을 느껴 중단했다가 숙차로 바꾸고 편안함을 찾은 사례처럼, 보이차는 약이 아니라 차이므로 내 몸에 맞게 섭취할 때 가장 큰 효과를 발휘합니다. 생차는 발효되지 않아

맛이 떫고 쌉쌀하며 위에 자극이 강한 반면, 숙차는 충분히 발효되어 구수하고 부드러우며 위에 자극이 매우 약해 위장이 예민한 체질이나 중장년층에게 적합합니다. 위 건강을 위한 보이차 섭취 시에는 첫 우림은 반드시 버려 찻잎의 강한 떫은맛과 산성 성분을 제거하고, 85℃ 이하의 온도로 연하게 우려 자극을 최소화해야 합니다. 또한 공복보다는 식후 30분 전후에 위산이 충분히 희석된 상태에서 숙차를 천천히 마시는 것이 이상적입니다. 위장이 예민한 분이라면 무조건 숙차를, 연하고 따뜻하게, 식후에 마시는 이 세 가지만 기억하면 속 편한 보이차 루틴을 충분히 즐길 수 있습니다.

약물 복용 중일 때 주의할 점

"혈압약 먹고 있는데 보이차 마셔도 될까요?"—복용 중인 약이 있다면 반드시 체크해야 합니다.

건강을 위해 보이차를 마시는 분들 중 상당 수가 고혈압, 당뇨, 고지혈증, 소화제 등 만성 질환 치료제를 복용 중입니다. 보이차는 천연 발효차지만, 그 안에는 카페인, 갈산, 폴리페놀, 미량의 테아닌 등 생리활성 성분이 들어 있어 특정 약물과 함께 복용할 경우 상호작용을 일으킬 가능성도 존재합니다. 무작정 '자연에서 온 거니까 괜찮겠지' 하기보다, 현재 복용 중인 약과 충돌하지 않도록 섭취 시기를 조절하고, 주의사항을 알고 마시는 것이 필요합니다.

주의가 필요한 약물 유형 3가지

① 혈압약, 이뇨제, 심혈관계 약물
- 보이차도 이뇨 작용이 있어 중복될 경우 탈수, 전해질 불균형 유발 가능
- 숙차 위주로 하루 1~2잔, 약 복용과는 최소 1시간 이상 간격 유지

② 항응고제, 항혈소판제 (와파린, 아스피린 등)
- 보이차의 폴리페놀 성분이 혈액 점도에 영향을 줄 수 있음
- 특히 고용량 생차는 지혈 작용을 방해할 가능성 있음

③ 철분제, 갑상선 약, 항생제 등
- 보이차의 탄닌 성분이 철분 흡수를 방해할 수 있음

- 철분제를 섭취하는 경우에는 보이차를 약 복용 전후 최소 2시간 간격으로 마셔야 안전

【실제 사례: "약 먹은 뒤 곧바로 보이차를 마셨다가 어지러웠어요"】

김창호 씨(63세)는 고혈압약과 이뇨제를 복용 중이었고, 보이차가 혈압에도 좋다고 하여 약과 함께 바로 숙차를 진하게 마시는 루틴을 시작했습니다. 며칠 뒤 어지러움과 탈수 증상이 있어 상담을 받았고, 전문가의 조언으로 약 복용 후 1시간 뒤, 연하게 우린 보이차로 변경한 뒤엔 증상이 사라졌습니다. "약도 보이차도 좋은데, 함께 마시는 시기가 중요하다는 걸 깨달았어요." 보이차는 천연 발효차이지만, 카페인, 갈산, 폴리페놀 등 생리활성 성분이 있어 특정 약물과 함께 복용할 경우 상호작용을 일으킬 가능성이 존재합니다. '자연에서 온 거니까 괜찮겠지'라는 생각보다는 현재 복용 중인 약과 충돌하지 않도록 섭취 시기를 조절하고 주의사항을 아는 것이 필요합니다. 김창호 씨(63세)가 혈압약과 이뇨제를 복용 중 보이차를 함께 마셨다가 어지러움을 겪은 사례처럼, 약

물 복용 중 보이차 안전 음용 가이드를 따르는 것이 중요합니다. 혈압약, 이뇨제, 심혈관계 약물 복용 시 보이차의 이뇨 작용이 중복되어 탈수나 전해질 불균형을 유발할 수 있으므로 숙차 위주로 하루 1~2잔, 약 복용과는 최소 1시간 이상 간격을 유지해야 합니다. 항응고제, 항혈소판제 복용 시 보이차의 폴리페놀 성분이 혈액 점도에 영향을 줄 수 있으니 고용량 생차는 피하고 숙차로 대체하며 전문의와 상담하는 것이 좋습니다. 철분제, 갑상선약, 항생제 등은 보이차의 탄닌 성분이 철분 흡수를 방해할 수 있어 약 복용 전후 최소 2시간 간격을 두는 것이 안전합니다. '약은 약대로, 보이차는 보이차대로' 충돌 없이 공존할 수 있는 균형이 중요하며, 필요하다면 담당 주치의와 상의 후 시작하는 것이 현명한 선택입니다.

아이·임산부 음용 가능 여부

"보이차가 몸에 좋다는데, 아이나 임산부도 마셔도 될까요?"

보이차는 건강을 위해 마시는 자연 발효차이지만, 모든 연령층과 생리 상태에 무조건 적합한 음료는 아닙니다. 특히 아이, 임산부, 수유부 등 민감한 체질과 상태에 있는 사람들에게는 성인과는 다른 기준과 주의가 필요합니다. 보이차에는 카페인, 탄닌, 갈산, 폴리페놀 등이 포함되어 있으며, 흡수와 대사, 성장 과정에 있는 신체에는 그 영향이 예민하게 작용할 수 있습니다. '좋은 차'도 '내 몸 상태에 맞을 때' 비로소 효과적이라는 사실을 기억해야 합니다.

아이는 보이차를 마셔도 될까?
- 어린이는 성인보다 체중이 가볍고, 카페인 대사 능력이 낮기 때문에 카페인이 포함된 음료는 가급적 피하는 것이 안전
- 특히 생후 24개월 미만 유아에겐 절대 금물, 만 6세 이하 어린이도 권장하지 않음

단, 성장기 이후(초등 고학년~청소년기)는 숙차를 연하게 우린 상태로 1일 1잔 이내 마시는 것은 큰 무리 없음 단, 공복 섭취 금지 / 수면 6시간 전 이후 음용 피할 것

임산부와 수유부는?

임산부의 경우

- 카페인 일일 섭취 권장량: 200mg 이하 (세계보건기구 기준)
- 보이차 1잔(연한 숙차 기준)의 카페인은 약 20~30mg → 1일 12잔 이내라면 카페인 총량 기준으로는 허용 범위

그러나 주의할 점은
- 카페인 외에도 폴리페놀과 탄닌이 철분 흡수를 방해할 수 있어 철분제를 복용 중인 임산부는 함께 섭취를 피해야 함

수유부의 경우

- 소량 카페인은 모유를 통해 전달 가능하지만, 숙차로 1~2잔 정도는 무리 없다는 연구 다수. 단, 아이 수면 전 수유를 앞두고는 섭취 삼가 권장

【실제 사례: "임신 중 카페인 대신 보이차를 택했어요"】

임신 5개월 차인 정소영 씨(36세)는 커피를 끊고 보이차로 전환했습니다. "아무 차나 마시기 불안했는데, 숙차는 부드럽고 구수해서 부담 없었고 카페인 함량도 적

어 안심이 됐어요. 식사 1시간 후 연하게 우려서 하루 한 잔씩 마셨고, 철분제는 따로 시간 두고 먹었습니다." 보이차는 건강에 이로운 자연 발효차이지만, 아이, 임산부, 수유부 등 민감한 체질과 상태에 있는 사람들에게는 성인과는 다른 기준과 주의가 필요합니다. 보이차에 포함된 카페인, 탄닌, 갈산, 폴리페놀 등이 흡수와 대사, 성장 과정에 있는 신체에 예민하게 작용할 수 있기 때문입니다. '좋은 차'도 '내 몸 상태에 맞을 때' 비로소 효과적이라는 사실을 기억해야 합니다. 어린이의 경우 카페인 대사 능력이 낮아 생후 24개월 미만 유아에겐 절대 금물이며, 만 6세 이하 어린이도 권장하지 않습니다. 단, 초등 고학년~청소년기는 숙차를 연하게 1일 1잔 이내(공복 및 수면 6시간 전 이후 금지)는 무리 없습니다. 임산부는 카페인 일일 섭취 권장량(200mg 이하)을 고려하여 연한 숙차 1~2잔은 허용되지만, 철분 흡수를 방해할 수 있는 탄닌 성분 때문에 철분제 복용 시에는 보이차 섭취를 피해야 합니다. 수유부는 소량의 카페인이 모유를 통해 전달될 수 있으나, 숙차로 1~2잔 정도는 무리 없다는 연구가 많으므로 아이 수면 전 수유를 앞두고는 섭취를 삼가는 것이 좋습니다. 임신 중 카페인 대신 보이차 숙차를 마시며 철분제와 시간 간격을 둔 정소영 씨(36세)의 사례처럼, 안전하고 건강하게 마시고 싶다면 연하게, 적당히, 그리고 자신의 상태를 고려해 루틴을 조절하는 것이 최선입니다. 무엇보다 중요한 것은 몸이 보내는 신호에 귀 기울이는 자세입니다.

'4. 보이차 마시면서 피해야 할 것들'
핵심 요약 – 안전 수칙

- 과음 금지: 하루 3잔 이하, 1리터 미만
- 카페인 민감: 숙차 선택, 오후 4시 이후 금지
- 위장 약함: 숙차 + 식후 + 85℃ 이하
- 약물 복용: 최소 1-2시간 간격 유지
- 임산부/수유부: 1일 1잔 이하 또는 금지

지금까지 보이차를 제대로 고르고, 우리고, 마시는 방법에 대해 자세히 알아보았습니다. 핵심은 '내게 맞는 방식으로, 안전하게, 꾸준하게'입니다. 보이차 선택의 첫 번째 원칙은 '내 몸에 맞는 종류 찾기'입니다. 위장이 약하거나 처음 시작하는 분은 숙차 티백부터, 활력이 필요하고 차에 익숙한 분은 생차를 고려해보세요. 형태는 편의성을 우선하되, 티백으로 시작해서 점차 찻잎으로 확장하는 것이 현실적입니다. 우리는 방법은 복잡하지 않습니다. 세차(첫 우림 버리기)를 기본으로 하고, 숙차는 뜨겁게, 생차는 조금 식혀서 우리면 됩니다. 다관이 없어도 텀블러나 머그컵으로 충분하고, 전기포트나 전자레인지로도 얼마든지 가능합니다. 하루 루틴의 핵심은 타이밍입니다. 아침에는 연한 숙차로 몸을 깨우고, 식후에는 진한 보이차로 소화를 돕고, 오후에는 간식 대신 차 한 잔으로 식욕을 조절하는 패턴이 가장 이상적입니다. 하루 2~3잔을 넘지 않되, 저녁 늦게는 피하는 것이 숙면에 도움됩니다. 안전하게 마시기 위한 주의사항도 잊지 마세요. 공복 과음은 금물이고, 카페인에 민감하거나 위장이 약한 분은 숙차 위주로 연하게 마시세요. 약물 복용 중이거나 임신·수유 중이라면 전문가와 상담 후 시작하는 것이 안전합니다.

오늘부터 실천하는 보이차 루틴:
 1. 내 체질에 맞는 보이차 1종 선택하기 (초보자는 숙차 티백 추천)
 2. 세차 후 적정 온도로 우리는 방법 익히기
 3. 하루 2~3잔, 식후 30분 타이밍 지키기
 4. 몸의 반응 살피며 양과 진하기 조절하기
 5. 최소 2주 이상 꾸준히 실천해보기

　보이차는 하루아침에 몸을 바꾸는 마법의 음료가 아닙니다. 하지만 올바른 방법으로 꾸준히 마신다면, 분명 당신의 몸은 그 변화를 느끼게 될 것입니다. 중요한 건 완벽한 방법이 아니라 지속 가능한 실천입니다.이제 보이차를 선택하고 우리는 방법을 알았으니, 다음 단계는 본격적인 30일 루틴 도전입니다. 어떻게 하루 3분의 기적을 만들 수 있는지, 실제로 어떤 변화를 경험할 수 있는지 함께 알아보겠습니다.

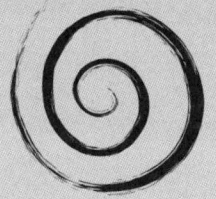

제 3 장

30일 보이차 루틴 따라하기

하루 3분의 기적, 실천하는 자가 변화한다

"이론은 충분했습니다.

이제 진짜 시작할 시간입니다."

앞선 장에서 우리는 보이차가 무엇인지, 왜 중년에게 필요한지, 어떻게 마셔야 하는지에 대한 기본 지식을 쌓았습니다. 하지만 아무리 좋은 정보라도 실천하지 않으면 의미가 없습니다. 지금부터 시작되는 30일은 단순히 '보이차를 마시는 기간'이 아닙니다.

당신의 몸과 마음이 진짜로 바뀌는 30일입니다. 많은 사람들이 건강 루틴을 시작할 때 완벽을 추구하려 합니다. "하루도 빠뜨리지 않겠다", "무조건 성공하겠다"는 다짐을 하죠. 하지만 진짜 중요한 것은 완벽함이 아니라 지속가능성입니다. 30일 동안 당신이 경험하게 될 변화는 다음과 같습니다:

- 1~10일차: 몸속 정화와 디톡스를 통해 장이 편해지고, 배변이 규칙적으로 바뀝니다.
- 11~20일차: 체중과 에너지의 변곡점이 찾아옵니다. 나잇살이

줄어들고, 하루 종일 활력이 유지됩니다.
- 21~30일차: 보이차 마시기가 의식적 노력이 아닌 자연스러운 습관이 됩니다.

이 여정에서 가장 중요한 것은 하루하루의 작은 실천입니다. 거창한 목표보다는 "오늘 한 잔"을 챙기는 것, 완벽한 식단보다는 "조금 더 건강한 선택"을 하는 것이 핵심입니다. 30일 후, 당신은 단순히 보이차를 마시는 사람이 아니라 건강한 루틴을 만들 줄 아는 사람이 되어 있을 것입니다. 그리고 그 경험은 보이차를 넘어 당신의 모든 건강 습관을 바꾸는 시작점이 될 것입니다.

지금부터 30일, 함께 걸어 가 보겠습니다.

1. 시작 전 준비 단계

나만의 건강 목표 설정하기

"건강 루틴, 왜 시작하는지가 먼저입니다"

 루틴을 만든다는 것은 결국 반복할 수 있는 습관을 설계하는 일입니다. 하지만 단순히 '좋다니까 해보자'는 마음만으로는 오래가지 못합니다. 건강 루틴의 핵심은 '왜 이걸 하는가'에 대한 자기만의 목적을 명확히 하는 것, 즉 '건강 목표'부터 설정하는 데서 출발해야 합니다. 목표가 분명하면 습관이 오래갑니다. 예를 들어 '체중 감량 3kg'이라는 수치 목표도 좋고, '속쓰림 줄이기', '매일 배변하기', '피부 트러블 줄이기'처럼 내 몸의 변화를 기대할 수 있는 구체적인 목표가 더욱 효과적입니다. 중요한 건 단기 성과보다는 '지속 가능한 루틴'을 만드는 데 초점을 맞추는 것입니다.

【실제 사례: "체중보다 변화를 느끼는 게 먼저였어요"】

정소희 씨(43세)는 30일 보이차 루틴을 시작하면서 처음엔 '2kg 감량'을 목표로 잡았습니다. 그러나 중간 점검을 하던 중, 체중은 크게 변하지 않았지만 식사량 조절, 식후 포만감, 아침 배변 등 눈에 보이지 않는 변화가 훨씬 크다는 걸 느끼게 되었습니다. 그 이후 그녀는 목표를 바꿨습니다. "내 몸이 건강하게 반응하는지 관찰하기"로. 그 결과, 오히려 체중 감량은 자연스럽게 따라왔습니다. 건강 루틴을 성공적으로 지속하기 위해서는 단순히 '좋다니까 해보자'는 마음을 넘어, '왜 이것을 하는가'에 대한 자신만의 명확한 목표 설정이 중요합니다. 정소희 씨(43세)가 처음에는 체중 감량을 목표로 했지만, 실제로는 식사량 조절, 식후 포만감, 아침 배변 등 몸의 긍정적인 반응을 관찰하며 목표를 '몸이 건강하게 반응하는지 관찰하기'로 바꾼 후 오히려 체중 감량이 자연스럽게 따라온 사례처럼, 단기 성과보다는 '지속 가능한 루틴'에 초점을 맞추는 것이 효과적입니다. 나만의 건강 목표를 세우려면, 먼저 아침 더부룩함, 커피 의존, 수면 부족 등 불편하거나 고치고 싶은 건강 습관을 떠올려보세요. 그 다음, 하루 3번 보이차 루틴을 통한 장 건강 개선이나 저녁 군것질 줄이기를 통한 체중 조절처럼 변화를 원하는 방향을 구체화하고, 마지막으로 "30일 동안 하루 2잔 보이차 마시기"나 "식사 후 30분 내 보이차 습관화"와 같은 '행동형 목표'로 바꿔 기록하는 것이 중요합니다. 매일 보이차를 마시며 작은 변화를 기록하는 것은 단순한 차 한 잔을 넘어, 변화를 향한 내 몸과의 약속이 됩니다.

루틴 실천 체크리스트 만들기

"루틴은 '의지'보다 '체크리스트'가 만들고 지켜냅니다."

새로운 습관을 시작할 때, 대부분은 큰 결심을 합니다. "이번엔 꼭 해내야지!" 하지만 시간이 지나면서 흐지부지되는 이유는 결심이 부족해서가 아니라, 흐름을 점검할 도구가 없기 때문입니다. 보이차 루틴도 마찬가지입니다. 하루에 몇 번, 언제, 어떻게 마실지를 막연히 기억에 의존하기보다는 '체크리스트'라는 구체적인 가이드라인을 만들어놓는 것만으로도 실천 성공률은 크게 높아집니다.

체크리스트가 중요한 이유

- 눈에 보이는 실천 → 의식화가 가능
- 완료 표시를 통해 성취감을 경험
- 내가 빠뜨린 루틴이 무엇인지 즉시 확인 가능
- 습관이 자동화될 때까지의 경과 관찰 도구로 활용
- 체크리스트는 '못 지켰다고 자책'하는 용도가 아니라, '내 루틴을 이해하고 조절하는 나침반'입니다.

【실제 사례: "체크리스트 덕분에 놓치던 시간을 되찾았어요"】

최은영 씨(46세)는 바쁜 업무 속에서 보이차 루틴을 놓치는 일이 잦았습니다. 그녀는 스마트폰 메모앱에 '하루 3잔 체크표'를 만들고, 매번 마신 후 표시하기 시작했습니다. 그 결과 "내가 어떤 시간에 잘 지키고, 어떤 시간엔 까먹는지 알게 됐고 그에 맞춰 물병 위치, 알람 설정 등 환경도 바꿔보게 됐어요. 체크리스트 하나로 습관이 루틴이 되는 게 보이더라고요."라고 말합니다. 새로운 습관을 시작할 때 의지에만 의존하기보다 '체크리스트'라는 구체적인 도구를 활용하는 것이 루틴 성공률을 크게 높입니다. 보이차 루틴 또한 하루에 몇 번, 언제, 어떻게 마실지를 막연히 기억에 의존하기보다 체크리스트를 통해 눈에 보이는 실천을 가능하게 하고, 완료 표시로 성취감을 주며, 놓친 루틴을 즉시 확인하고 습관 자동화까지의 경과를 관찰하는 도구로 활용할 수 있습니다. 바쁜 업무 속에서 보이차 루틴을 놓치던 최은영 씨(46세)가 스마트폰 메모앱에 '하루 3잔 체크표'를 만들고 나서야 자신의 루틴 패턴을 이해하고 환경을 조절하며 습관을 루틴으로 만든 사례처럼, 체크리스트는 '못 지켰다고 자책'하는 용도가 아니라 '내 루틴을 이해하고 조절하는 나침반'입니다. 나만의 루틴 체크리스트를 만들려면, 하루 기준 루틴을 2~3가지로 단순화하고(예: 아침 1잔, 점심 후 1잔, 간식 시 대체 음용), 메모장이나 앱에 표로 작성하여 매일 체크 가능하도록 구성하며, 체크 후 "속이 편했음"처럼 짧은 메모로 몸의 반응을 기록하는 3단계를 따르는 것이 좋습니다. 기록하고, 체크하고, 느끼는 과정이 반복되면서 비로소 나만의 리듬이 생기고 변화가 찾아올 것입니다.

아침/점심/저녁 보이차 스케줄

"하루 3번의 차 타이밍만 지켜도, 건강 루틴은 완성됩니다."

보이차를 마시기로 결심했지만, 언제 마시는 게 가장 좋을지 감이 잡히지 않는 경우가 많습니다. 특히 바쁜 일상 속에서는 '내가 언제 보이차를 마셨는지도 기억 못할 정도'로 흘러가기 쉬운 하루가 반복되죠.그럴 때 필요한 건 복잡한 계획이 아니라, 하루 3타임—아침, 점심, 저녁이라는 고정된 흐름 속에 보이차를 배치하는 습관입니다. 시간에 맞춰 루틴을 정하면, 보이차는 더 이상 '생각해서 마시는 것'이 아니라 '자연스럽게 떠오르는 루틴'이 됩니다.

각 시간대별 보이차 마시는 포인트

① 아침: 몸을 깨우는 연한 보이차
- 전날 밤 정체된 순환을 깨우고, 장운동을 부드럽게 유도
- 세차 후 연하게 우려낸 숙차 티백 한 잔이 가장 부담 없이 좋음

② 점심 후: 가장 핵심적인 타이밍

- 소화 효소 분비가 활발한 시간, 보이차가 지방 흡수 억제를 도와줌
- 식후 30~60분 후 숙차 or 생차를 진하게 마시는 것이 효과적

③ 저녁: 간식 대신 '차 한 잔'
- 하루의 식습관을 마무리하는 의미
- 식사 후 2시간 이내, 연숙차나 티백으로 속을 안정
- 자기 전은 피하고, 늦어도 저녁 7~8시 이전 음용

【실제 사례: "이 3번이 딱 제 루틴이 됐어요"】

홍민기 씨(54세)는 처음에는 무작정 마셨다가 잦은 소변과 속 불편함을 겪었습니다. 그러다 "아침 공복/점심 식후/저녁 간식 대용"이라는 틀을 정하고 지킨 이후, "몸이 편하고, 루틴이 너무 간단해서 안 지키는 날이 오히려 불편해졌어요. 보이차를 '언제 마시지?'가 아니라 '이때 마시는 거지!'라고 정하니 훨씬 쉬워졌어요." 보이차를 마시기로 결심했지만 언제 마시는 것이 가장 효과적일지 막막할 때, 하루 세 번의 고정된 타이밍(아침, 점심, 저녁)에 보이차를 배치하는 습관은 '생각해서 마시는 것'

이 아닌 '자연스럽게 떠오르는 루틴'으로 만듭니다. 홍민기 씨(54세)가 "아침 공복/점심 식후/저녁 간식 대용"이라는 틀을 정하고 지킨 후 루틴이 너무 간단해서 오히려 안 지키는 날이 불편해졌다고 말한 사례처럼, 이 3타임은 몸과 마음을 정돈하는 고정된 리듬이 됩니다. 아침에는 기상 후 30분 이내 연한 숙차나 티백으로 전날 밤 정체된 순환을 깨우고 장운동을 부드럽게 유도하며, 점심 식후 30~60분 후에는 숙차나 생차를 진하게 마셔 소화 효소 분비를 돕고 지방 흡수를 억제하는 핵심 타이밍으로 활용합니다. 저녁에는 식사 후 2시간 이내 연숙차나 티백으로 간식을 대신하며 속을 안정시키되, 숙면을 위해 저녁 7~8시 이전 음용을 권장합니다. 보이차 음용 후 1시간 이내 물 1컵을 추가 섭취하여 이뇨 효과를 보완하는 것도 중요합니다. 이 세 번의 타이밍을 중심으로 삶이 정돈되면, 보이차 루틴은 어느새 '습관'을 넘어 '생활의 중심'이 될 것입니다.

실패를 막는 환경 만들기

"의지가 아니라 환경이 습관을 만듭니다."

보이차 루틴을 시작할 때 많은 사람들이 "내가 꾸준히 할 수 있을까?", "며칠 하다 말지 않을까?"라는 걱정을 합니다. 하지만 루틴은 의지력이 강한 사람만의 특권이 아닙니다. 의지가 아니라 환경이 '실천을 쉽게 만드는 구조'를 만들면 누구나 루틴을 지속할 수 있습니다. 실제로 보이차를 매일 마시는 사람들 대부분은 '마시기 쉬운 환경'을 먼저 만들어 놓았습니다. 어떤 브랜드의 보이차인지보다, '보이차가 내 시야에 있는가', '손 닿는 곳에 있는가'가 더 중요하다는 것이죠.

실천 실패를 줄이는 환경 세팅 팁

① 눈에 보이는 곳에 두기
- 주방, 사무실 책상, 식탁 위, 물병 옆에
- 티백, 찻잎, 보이차 병차를 시각적 동선에 배치

② 물 준비를 습관화
- 전기포트 항상 켜두기

- 보온 텀블러에 아침에 물부터 붓는 것부터 시작하면 자연스럽게 루틴 진입 가능

③ 하루에 사용할 '보이차 3회분'을 눈앞에 꺼내놓기
- 작은 접시에 아침/점심/저녁 티백을 미리 세팅
- '뭘 마시지?' 고민을 줄이는 사전 설계

④ 유혹 대신 선택지를 바꾸기
- 커피머신 옆에 보이차 티백과 텀블러 배치
- 간식 서랍에 견과류 + 보이차 구성

【실제 사례: "보이차가 눈앞에 있으니 안 마시기가 더 힘들어졌어요"】

이은지 씨(50세)는 습관을 잘 못 만드는 타입이었습니다. 그러다 전기포트 옆에 티백을 세팅해두고, 물만 부으면 되는 구조를 만들자 "매번 고민하지 않아도, 손이 저절로 가는 환경이 루틴을 만들었어요. 루틴은 결국 내가 얼마나 쉽게 실행할 수 있게 만들어뒀는지가 핵심이에요."라고 말합니다. 보이차 루틴을 꾸준히 지속하려

면 '의지'보다 '환경'이 중요합니다. 의지력이 강한 사람만의 특권이 아니라, '실천을 쉽게 만드는 구조'를 만들면 누구나 루틴을 지속할 수 있습니다. 이은지 씨(50세)가 전기포트 옆에 티백을 세팅해두고 물만 부으면 되는 환경을 만들자 "손이 저절로 가는 환경이 루틴을 만들었다"고 말한 사례처럼, 보이차가 눈에 보이고 손 닿는 곳에 있는 것이 중요합니다. 실천 실패를 줄이는 환경 세팅을 위해 보이차(티백, 찻잎, 병차)를 주방, 사무실 책상, 식탁 위 등 눈에 보이는 시각적 동선에 두어 의식화를 가능하게 합니다. 또한 전기포트를 항상 켜두거나 아침에 보온 텀블러에 물부터 붓는 습관으로 물 준비를 자동화하고, 하루에 사용할 보이차 3회분을 미리 꺼내놓아 '뭘 마시지?' 고민을 줄이는 사전 설계를 합니다. 마지막으로 커피머신 옆에 보이차 티백과 텀블러를 배치하거나 간식 서랍에 견과류와 보이차를 함께 구성하여 유혹 대신 건강한 선택지를 제공하는 것이 좋습니다. 작은 환경 설정이 나의 행동을 유도하고, 그 행동이 결국 습관이 되어 내 몸을 바꿀 것입니다.

가족과 함께하는 건강 선언

"혼자 하면 작심삼일, 함께 하면 루틴이 됩니다."

보이차 루틴은 나 혼자 조용히 마시며 실천할 수도 있지만, 가족과 함께하면 성공률은 훨씬 높아지고, 그 과정은 더 즐거워집니다. 특히 건강 습관은 혼자만 바꾸려 할 때 갈등이나 방해가 생기기 쉽고, 반대로 가족 모두가 같은 방향을 바라보면 자연스럽게 서로를 도와주는 분위기가 형성됩니다. 보이차를 단순히 혼자 마시는 차가 아닌, "우리 가족의 하루를 여는 건강 루틴"으로 선언하는 것, 그 한마디가 습관을 지속가능하게 만듭니다.

가족과 함께하면 좋은 이유

- 혼자 지치거나 까먹을 때, 서로의 루틴을 점검해줄 수 있음
- 보이차 준비, 물 끓이기 등을 자연스럽게 분담 가능
- 식습관, 간식 선택 등도 함께 개선되면서 건강 효과 시너지
- "같이 해보자"는 말만으로도 습관 형성 동기부여 ↑

실전에서 적용하는 '건강 선언' 예시

- "이번 달 우리 가족은 하루 3잔 보이차 챌린지 해볼래."

- "식사 후 차 한 잔으로 디저트 대신 해보자."
- "아침에 먼저 일어나는 사람이 보이차 준비하기!"
- "간식 먹기 전에 보이차 한 잔 먼저 마시기 게임 어때?"

선언은 거창할 필요 없습니다. 소소한 규칙을 정하고 공유하는 것만으로도 분위기가 바뀝니다.

【실제 사례: "남편과 함께하니 더 오래가고, 덜 외롭더라고요"】

정수진 씨(52세)는 처음엔 혼자 보이차 루틴을 시작했습니다. 하지만 어느 날 남편에게 권해보니, "속이 편하다"는 반응을 들었고 그 후 식사 후 둘이 함께 차를 마시는 시간이 생겼습니다. "혼자 조용히 마실 때보다, 누군가와 마주 앉아 마시는 한 잔이 훨씬 따뜻하고 오래가요. 우리의 건강을 함께 만들어가는 느낌이 들었어요." 보이차 루틴은 혼자서도 가능하지만, 가족과 함께하면 성공률이 훨씬 높아지고 과정이 즐거워집니다. 건강 습관은 혼자 바꾸려 할 때 갈등이나 방해가 생기기 쉽지만, 가족 모두가 같은 방향을 바라보면 서로를 돕는 분위기가 형성됩니다. 정수진 씨(52세)가 남편과 함께 식후 보이차를 마시며 "혼자 조용히 마실 때보다 훨씬 따뜻하고 오래간다"고 느낀 사례처럼, 보이차를 "우리 가족의 하루를 여는 건강 루틴"으로 선언하는 것이 습관을 지속 가능하게 만듭니다. 가족과 함께하면 혼자 지치거나 까먹을 때 서로의 루틴을 점검해줄 수 있고, 보이차 준비나 물 끓이기 등을 자연스럽게 분담할 수 있으며, 식습관 및 간식 선택 개선으로 건강 효과 시너지를 얻을 수 있습니다. "이번 달 우리 가족은 하루 3잔 보이차 챌린지 해볼래"와 같은 소소한 규칙을 정하고 공유하는 것만으로도 분위기가 바뀝니다. 아침이나 주말에 다 같이 루틴을 선언하고, 물 끓이기나 차 우리기, 컵 정리 등을 역할 분담하며, 냉장고에 붙인 공유 체크리스트를 게임처럼 활용하고, 식사 후 10분 등 하루 한 번은 꼭 마주 앉아 함께 마시는 시간을 확보하는 것이 좋습니다. 건강은 혼자만의 일이 아니며, 작은 선언이 가족의 삶을 건강하게 바꾸는 시작이 될 수 있습니다.

2. 1~10일: 몸속 정화에 집중하는 시기

보이차 디톡스 원리

"보이차가 몸속 노폐물을 어떻게 정리해줄까?"

보이차를 마시기 시작한 첫 10일은 '디톡스^{Detox}' 관점에서 매우 중요합니다. 디톡스는 흔히 '해독'이라고 번역되지만, 실제로는 체내 노폐물과 독성물질의 자연스러운 배출을 촉진하는 생리 과정입니다. 보이차는 이 디톡스 과정에 특히 효과적인 식품 중 하나입니다.왜냐하면 보이차는 발효 과정에서 생성된 유기산, 갈산, 미생물 대사물질들이 장 내 유해균 억제, 소화기계 순환 촉진, 이뇨작용을 도와 체내 노폐물의 배출을 활성화시키기 때문입니다. 특히 숙차는 부드러운 작용으로 위장에 부담을 덜 주면서 자연스럽게 배변을 돕고, 부종과 불필요한 체액을 배출하는 데 탁월합니다.

【실제 사례: "3일 만에 화장실 가는 게 달라졌어요"】

김성자 씨(57세)는 평소 배변 간격이 2~3일 간격으로 늘어져 있던 상황이었습니다. 보이차를 식후에 1일 2회 마시기 시작한 지 3일째 되는 날, 자연스럽고 편안한 배변이 이루어졌고, 이후로도 화장실 가는 스트레스가 줄었다고 말합니다. "물만 많이 마시는 것으로는 이런 느낌이 없었어요. 소화가 원활해지면서 하루가 다르게 가벼워졌습니다." 보이차 루틴을 시작한 첫 10일은 체내 노폐물과 독성 물질의 자연스러운 배출을 촉진하는 '디톡스' 관점에서 매우 중요합니다. 보이차는 발효 과정에서 생성된 유기산, 갈산, 미생물 대사물질들이 장 내 유해균 억제, 소화기계 순환 촉진, 이뇨 작용을 도와 노폐물 배출을 활성화시키기 때문입니다. 특히 숙차는 위장에 부담을 덜 주면서 자연스럽게 배변을 돕고, 부종과 불필요한 체액 배출에 탁월합니다. 평소 배변 간격이 길었던 김성자 씨(57세)가 보이차 음용 3일 만에 편안한 배변을 경험하고 몸이 가벼워진 사례처럼, 보이차는 체내 순환과 배출을 돕는 자연 정화제입니다. 1~10일 보이차 디톡스를 실천하려면 3타임 스케줄에 따라 꾸준히 실천하되, 특히 이 시기에는 배변 활동에 집중하고, 점심 식후 30분 내 생차 또는 묽게 우린 숙차 1잔으로 식후 지방 흡수를 억제하며 소화를 돕는 것이 좋습니다. 노폐물 배출 효과를 높이기 위해 보이차를 포함하여 하루 1~2리터의 수분 섭취를 유지하고, 밀가루, 가공식품, 단 음식을 줄이는 식습관 관리를 병행하면 더욱 효과적입니다. 첫 10일은 내 몸이 '가벼워지는 시작점'이므로, 차분하고 꾸준하게 마시면 몸이 먼저 반응할 것입니다.

소화력과 배변 개선 체감하기

"소화 기능이 개선되는 경험, 보이차 디톡스 1주일이면 느낄 수 있습니다."

보이차를 꾸준히 마신 사람들의 공통된 첫 반응 중 하나는 "배가 편안해졌어요", "화장실을 더 잘 가요"라는 말입니다. 이유는 간단합니다. 보이차는 장내 노폐물 배출을 돕고, 소화효소의 분비를 촉진하며, 자연스럽게 장 운동을 유도하는 발효차이기 때문입니다. 특히 숙차는 장을 자극하지 않으면서도 부드러운 이뇨 및 배변 유도 작용이 있어, 변비·가스·더부룩함 등의 중년기 장 불편을 완화하는 데 탁월한 자연 루틴이 됩니다.

보이차가 소화와 배변에 좋은 이유

- 갈산$^{Gallic\ acid}$: 유해균을 억제하고 장내 유익균 활동을 지원
- 발효 유기산: 장 점막 자극 없이 배변을 유도
- 카테킨과 테아닌: 소화효소 활성화 및 스트레스 완화 → 장 기능 안정
- 온열 효과: 따뜻한 차로 위장 근육 이완 및 복부 순환 촉진

위장을 약하게 자극하면서도, 장은 활발하게 돕는 것이 보이차의 특징입니다.

실천 후 변화 체감 예시

- 3일 차: 식사 후 더부룩함이 줄고, 배가 편해짐
- 5일 차: 아침 배변이 규칙적으로 변화되기 시작
- 7~10일: 배에 가스가 차는 빈도 감소, 속이 '비워지는 느낌' 증가

【실제 사례: "보이차로 화장실 스트레스가 사라졌어요"】

최경자 씨(62세)는 평소 3일에 한 번 정도 배변을 했고, 변비약이나 식이섬유제를 자주 복용하곤 했습니다. 보이차 루틴을 시작한 뒤, 아침 공복에 따뜻한 숙차를 1잔씩 마셨고, 1주일 만에 "아침에 일어나자마자 화장실에 가는 습관이 생겼어요. 복부가 가볍고, 식사량도 줄어드는 게 느껴졌습니다." 보이차를 꾸준히 마신 사람들의 공통된 첫 반응 중 하나는 "배가 편안해졌어요", "화장실을 더 잘 가요"라는 말입니다. 이는 보이차가 장내 노폐물 배출을 돕고, 소화효소 분비를 촉진하며, 자연스럽게 장 운동을 유도하는 발효차이기 때문입니다. 특히 숙차는 장을 자극하지 않으면서도 부드러운 이뇨 및 배변 유도 작용이 있어 변비, 가스, 더부룩함 등 중년기 장 불편을 완화하는 데 탁월한 자연 루틴이 됩니다.앞서 설명한 보이차의 소화 개선 성분들이(Part 2-1 참조) 복합적으로 작용하여, 그리고 따뜻한 차의 온열 효과가 복합적으로 작용하여 소화와 배변에 긍정적인 영향을 줍니다. 최경자 씨(62세)가 보이차 루틴 시작 1주일 만에 아침 배변 습관이 생기고 복부가 가벼워진 사례처럼, 보이차 디톡스 1주일이면 소화 기능이 개선되는 경험을 체감할 수 있습니다. '배변 루틴'을 만들려면 아침 루틴을 특히 중요하게 실천하고, 점심 식후 진하게 우린 숙차로 소화 보완과 지방 흡수 억제를 돕고, 간식 욕구 발생 시 따뜻한 티백 보이차로 군것질을 억제하는 것이 효과적입니다. 가장 중요한 것은 하루 2잔 이상, 일정한 시간에 꾸준히 마시는 것입니다.

불필요한 간식 줄이기

"왜 식사 후에도 계속 무언가를 찾게 될까요?"

많은 사람들이 식사를 충분히 했는데도 자꾸 뭔가를 집어 먹고 싶다고 말합니다. 이런 '불필요한 간식'의 욕구는 단순한 식탐이 아니라, 혈당의 급격한 변화, 입안의 자극에 대한 중독, 그리고 심리적 보상심리에서 비롯됩니다.보이차는 이런 간식 습관을 끊어내는 데에 매우 효과적인 루틴 도구입니다. 특유의 쌉싸름함과 깔끔한 뒷맛은 입안을 정리해 주고, 배에 가볍게 차는 포만감과 심리적인 안정감을 주어 단맛과 군것질 욕구를 차분히 가라앉혀줍니다.

왜 간식이 계속 당길까?

- 식사 중 탄수화물 위주의 식단 → 혈당 급등 후 급락 → 간식 욕구 유발
- 입이 심심한 습관 → '먹는 행위' 자체에 중독
- 스트레스 해소용 군것질 → 단순한 배고픔이 아님
- 카페인·당 중독 → 커피와 디저트의 반복 루틴

이 모든 원인을, 따뜻한 보이차 한 잔으로 차단할 수 있습니다.

【실제 사례: "보이차로 입이 심심한 시간이 줄었어요"】

김윤희 씨(48세)는 매일 점심 식사 후 초콜릿이나 달달한 커피를 꼭 먹어야 했습니다. 보이차 루틴을 시작하면서, 식후 바로 숙차 1잔을 마시는 습관을 들였고 그 이후 입이 깔끔해지고 디저트 욕구가 줄어들기 시작했습니다. "보이차 한 잔이 입맛을 닫아주는 역할을 해주는 것 같았어요. 그 작은 습관이 간식 줄이기의 첫 걸음이었죠." 식사 후에도 계속 무언가를 찾게 되는 '불필요한 간식' 욕구는 혈당 급변, 입안 자극 중독, 심리적 보상심리,

카페인/당 중독 등에서 비롯됩니다. 보이차는 이런 간식 습관을 끊어내는 데 매우 효과적인 루틴 도구입니다. 특유의 쌉싸름함과 깔끔한 뒷맛은 입안을 정리해 주고, 가벼운 포만감과 심리적인 안정감을 주어 단맛과 군것질 욕구를 차분히 가라앉혀줍니다. 김윤희 씨(48세)가 식후 보이차 습관으로 디저트 욕구가 줄어든 사례처럼, 따뜻한 보이차 한 잔으로 간식 욕구의 모든 원인을 차단할 수 있습니다. 불필요한 간식을 끊는 보이차 실전 루틴으로는 점심 식후 단것이 당길 때 숙차 1잔을 천천히 마시고, 오후 3~4시 식욕 폭발 시간에는 생차나 보이차 블렌딩으로 집중력 유지와 식욕 억제를 도우며, 저녁 식사 후 TV 볼 때 연숙차나 티백을 활용하여 입이 심심할 때마다 마시는 것이 좋습니다. 간식 대신 견과류와 보이차를 함께 섭취하여 당 함량을 낮추고 포만감을 유지하는 것도 효과적입니다. 보이차는 다이어트를 위한 차가 아니라 습관을 바꿔주는 차이며, '입이 심심할 땐 보이차 한 잔'이라는 문장을 기억하면 불필요한 간식은 자연스럽게 줄어들 것입니다.

속이 편안해지는 식사 구성

"보이차를 마시며 식사도 바꾸면, 몸의 반응은 훨씬 빨라집니다."

보이차는 몸속을 정리해주는 디톡스 루틴이지만, 함께하는 식단이 속을 불편하게 한다면 효과는 반감됩니다. 특히 중년 이후에는 과식이나 자극적인 음식이 위와 장에 즉각적인 피로를 주기 때문에, 보이차 디톡스를 실천하는 10일 동안은 식사 구성 또한 가볍고 편안하게 바꿔보는 것이 중요합니다.이 시기의 핵심은, "먹는 양을 줄이는 것이 아니라, 부담을 줄이는 것"입니다.

소화를 돕는 식사의 3가지 원칙

① 기름기·자극 줄이기
- 튀김, 볶음, 국물 많은 음식, 인스턴트는 위에 부담을 줌
- 찜, 구이, 데침 방식으로 변경

② 단백질 중심의 한 끼 구성
- 위가 편안하면서도 포만감은 유지되는 식사 형태
- 달걀, 두부, 생선, 닭가슴살 + 야채류 조합 추천

③ 식이섬유는 '적당히'
- 과도한 섬유질은 오히려 더부룩함을 유발할 수 있음
- 나물류는 부드럽게 조리하고, 생채보다는 데친 채소 활용

보이차는 소화와 배변을 돕는 만큼, 무겁지 않은 식단과 함께할 때 효과가 배가됩니다.

【실제 사례: "위가 편하니까 체력이 덜 빠져요"】

이수연 씨(55세)는 평소 점심을 무겁게 먹고 나면 오후 내내 더부룩하고 졸렸다고 말합니다. 보이차 루틴을 시작하며 식사 구성을 단백질 중심 + 국물 줄이기 + 찜 요리로 바꾼 후, "식곤증이 거의 사라지고, 배도 편하고 저녁까지 에너지가 유지돼요. 이게 내 몸에 맞는 식사라는 걸 처음 느꼈어요."라고 말합니다. 보이차는 몸속을 정리하는 디톡스 루틴이지만, 함께하는 식단이 속을 불편하게 한다면 효과는 반감됩니다. 특히 중년 이후에는 과식이나 자극적인 음식이 위와 장에 즉각적인 피로를 주기 때문에, 보이차 디톡스를 실천하는 10일 동안은 '먹는 양을 줄이는 것이 아니라 부담을 줄이는' 가볍고 편안

한 식사 구성으로 바꿔보는 것이 중요합니다. 이수연 씨 (55세)가 보이차 루틴과 함께 식사 구성을 바꾼 후 식곤증이 사라지고 에너지가 유지된 사례처럼, 속을 편하게 하는 식사의 3가지 원칙을 지키는 것이 좋습니다. 첫째, 튀김, 볶음, 국물 많은 음식, 인스턴트 등 기름기 많고 자극적인 음식을 줄이고 찜, 구이, 데침 방식으로 변경합니다. 둘째, 달걀, 두부, 생선, 닭가슴살 등 단백질 중심의 식단에 야채류를 더해 위가 편안하면서도 포만감을 유지합니다. 셋째, 과도한 섬유질은 더부룩함을 유발할 수 있으므로 나물류는 부드럽게 조리하고 생채보다는 데친 채소를 활용하여 식이섬유를 '적당히' 섭취합니다. 보이차는 소화와 배변을 돕는 만큼, 무겁지 않은 식단과 함께할 때 효과가 배가되며, '비움'이 아닌 '정돈'의 핵심인 몸속 정화의 진짜 변화가 시작될 것입니다.

작은 실천, 큰 변화의 시작

"단 한 잔의 차, 단 한 번의 선택이 인생의 흐름을 바꾸기도 합니다."

보이차 디톡스 루틴의 첫 10일은 거창하지 않습니다. 아침에 따뜻한 보이차 한 잔을 준비하고, 점심에 커피 대신 차를 선택하고, 저녁에 간식 대신 따뜻한 물을 마시는 정도일 수 있습니다. 하지만 그 작은 선택들이 쌓이면, 몸이 달라지고, 마음이 달라지고, 결국 나의 삶이 달라지는 경험을 하게 됩니다. 중요한 건 대단한 목표가 아니라, 하루하루 실천한 루틴의 축적입니다.

왜 '작은 실천'이 중요한가?

- 큰 결심은 오래가지 않지만, 작은 실천은 반복이 가능
- 단 10일이라도 일정한 루틴을 만들면 뇌와 몸이 기억
- 반복되는 성공 경험은 자신감과 의지력 상승
- 한 가지라도 지키면 '나를 통제하는 힘'이 생김

지금 할 수 있는 작은 실천들

- 아침에 일어나자마자 보이차를 준비하는 습관 만들기
- 점심 후 보이차 1잔을 기본 루틴으로 고정
- 간식 전 "진짜 배고픈가? 보이차 먼저 마셔보자" 생각하기
- 다 마신 찻잔은 씻어두며 오늘의 루틴 마감하기

【실제 사례: "그냥 한 잔의 차가, 제 하루의 중심이 되었어요"】

정태호 씨(59세)는 '습관이라는 게 나와는 거리가 멀다'고 생각하던 사람입니다. 하지만 보이차 루틴을 시작하며 "아침에 차 우리기"라는 단순한 행동을 매일 반복했고, 그것이 식사량 조절, 물 섭취, 저녁 간식 자제 등으로 이어졌습니다. "별거 아닌 것 같았는데, 어느새 제 하루가 그 한 잔을 중심으로 굴러가고 있었어요. 이게 진짜 루틴이라는 걸 실감했습니다." 보이차 디톡스 루틴의 첫 10일은 거창하지 않지만, 아침에 따뜻한 보이차 한 잔을 준비하고, 점심에 커피 대신 차를 선택하며, 저녁에 간식 대신 따뜻한 물을 마시는 것과 같은 작은 선택들이 쌓이면 몸과 마음, 그리고 삶이 달라지는 경험을 하게 됩니다. 정태호 씨(59세)가 '아침에 차 우리기'라는 단순한 행동을 매일 반복한 것이 식사량 조절, 물 섭취, 저녁 간식 자제 등으로 이어진 사례처럼, 중요한 것은 대단한 목표가 아니라 하루하루 실천한 루틴의 축적입니다. '작은 실천'이 중요한 이유는 큰 결심은 오래가지 않지만 작은 실천은 반복이 가능하고, 단 10일이라도 일정한 루틴을 만들면 뇌와 몸이 기억하며, 반복되는 성공 경험이 자신감과 의지력을 상승시켜 '나를 통제하는 힘'이 생기기 때문입니다. 지금 할 수 있는 작은 실천들로는 아침에 일어나자마자 보이차를 준비하는 습관 만들기, 점심 후 보이차 1잔을 기본 루틴으로 고정하기, 간식 전 "진짜 배고픈가? 보이차 먼저 마셔보자" 생각하기, 다 마신 찻잔은 씻어두며 오늘의 루틴을 마감하는 것 등이 있습니다. 당신은 이미 변화의 첫걸음을 내디뎠으며, 큰 결심보다 작은 실천을 계속하는 것이 진짜 '변화하는 사람'의 방식입니다.

3. 11~20일: 체중과 에너지의 변곡점

아침 보이차+단백질 아침 습관

"하루를 잘 시작하면, 몸도 잘 반응합니다"

11일차부터는 보이차 루틴에 몸이 적응하면서 조금씩 눈에 띄는 변화가 시작됩니다. 특히 아침에 어떻게 시작하느냐는 체중 감량과 에너지 유지에 직접적인 영향을 줍니다. 이 시기의 핵심은 바로 "보이차+단백질 아침"입니다 .보이차는 앞서 설정한 아침 보이차 루틴에 단백질 식사를 추가하면 시너지 효과가 나타납니다. 여기에 단백질 위주의 식사를 더하면 공복감을 줄이고, 혈당 급등 없이 포만감을 오래 유지할 수 있어 하루 전체의 식욕을 조절하는 데 도움이 됩니다. 특히 중년 이후에는 기초 대사량이 떨어지므로, 아침에 단백질을 충분히 섭취하면 체중 감량과 근육 유지에 결정적인 역할을 합니다.

【실제 사례: "커피 대신 보이차, 빵 대신 달걀"로 바꾸고 달라졌어요】

정유진 씨(45세)는 늘 바쁜 아침을 토스트와 커피로 때우곤 했습니다. 그러나 점심 전엔 배가 고파 과자를 먹고, 저녁엔 폭식을 반복했습니다. 보이차 루틴 2주 차부터 아침에 따뜻한 보이차와 삶은 달걀 2개, 바나나 반 개로 식단을 바꾸자 오전 내내 허기가 사라지고, 오후 식욕까지 조절되었다고 합니다. "신기하게도 아침을 조금 바꿨을 뿐인데 하루 전체 식습관이 달라졌어요." 보이차 루틴 11일차부터는 몸이 적응하며 눈에 띄는 변화가 시작되는데, 특히 아침을 '보이차+단백질'로 시작하는 것이 체중 감량과 에너지 유지에 직접적인 영향을 줍니다. 보이차는 잠든 동안 느려진 순환을 깨우고, 장운동을 도우며, 수분을 공급하고, 여기에 단백질 위주의 식사를 더하면 공복감을 줄이고 혈당 급등 없이 포만감을 오래 유지하여 하루 전체의 식욕을 조절하는 데 도움이 됩니다. 정유진 씨(45세)가 아침 식단을 보이차와 삶은 달걀, 바나나 등으로 바꾼 후 오전 내내 허기가 사라지고 오후 식욕까지 조절된 사례처럼, 중년 이후 기초대사량이 떨어진 몸에 아침 단백질 섭취는 체중 감량과 근육 유지에 결정적인 역할을 합니다. 아침 보이차+단백질 루틴을 시작하려면, 공복에 위장을 자극하지 않는 따뜻한 숙차 1잔을 천천히 마시고, 삶은 달걀, 두부, 요거트 등 '가볍고 소화 잘되는' 단백질 중심으로 아침 식단을 구성하며, 커피 대신 보이차로 전환하여 집중력을 유지하면서도 속이 편안하게 만드는 것이 좋습니다. 밥이나 빵보다는 단백질과 채소 중심으로 에너지 밀도를 낮추는 전략을 통해 하루의 시작을 바꾸면 식습관 전체가 달라지고, 이 시점부터 진짜 변화가 시작될 것입니다.

나잇살 집중 공략 식단

"왜 나는 적게 먹어도 살이 찌는 걸까?"—이제 나잇살을 정조준할 때입니다.

40대 이후부터 유난히 잘 찌고, 잘 빠지지 않는 지방이 있습니다. 바로 '나잇살'입니다. 배, 옆구리, 허벅지 주변에 주로 자리 잡고 운동이나 굶는 다이어트로는 잘 빠지지 않으며, 특히 중년 여성과 남성 모두에게 공통적으로 찾아오는 고집 센 지방이죠. 이 나잇살은 단순한 과식이나 운동 부족이 원인이 아닙니다. 호르몬 변화, 기초대사량 저하, 장 기능 저하, 근육량 감소 등 복합적 원인으로 생기기 때문에 무조건 적게 먹는 식단이 아니라, 대사와 체지방 분해에 효과적인 식단 전략이 필요합니다.

나잇살을 공략하기 위한 식단 전략 3가지

　① 저탄수화물+고단백+저염식 기본

- 정제된 탄수화물(흰쌀, 밀가루, 설탕)을 줄이고
- 단백질 중심 식단으로 근육 유지+대사 활성화

② 세 끼는 먹되, 양보다 질을 챙긴다

- 끼니를 거르면 오히려 지방 저장 증가
- 매 끼니에 단백질+식이섬유+좋은 지방을 균형 있게

　③ 식후 보이차 루틴 병행으로 지방 분해 효과 극대화

【실제 사례: "먹는 건 줄이지 않았는데, 배가 들어갔어요"】

박형자 씨(57세)는 오랫동안 굶거나 저녁을 거르는 다이어트를 반복해왔지만 배만 계속 나오고 기운은 점점 빠져갔습니다. 그러다 '나잇살 공략 식단+보이차 루틴'을 병행하면서 식사를 챙기되 구성만 바꾸었고, "배가 들어가고 아침에 몸이 훨씬 가벼워졌어요. 무엇보다 식사 후 보이차가 간식 욕구를 잡아줘서 식단을 망치지 않게 도와줘요."라고 말했습니다. 40대 이후 유난히 잘 찌고 잘 빠지지 않는 '나잇살'은 단순한 과식이나 운동 부족이 아닌, 호르몬 변화, 기초대사량 저하, 장 기능 저하, 근육량 감소 등 복합적 원인으로 생기므로, 무조건 적게 먹는 식단이 아니라 대사와 체지방 분해에 효과적인 식단 전략이 필요합니다. 박형자 씨(57세)가 굶는 다이어트 대신 '나잇살 공략 식단+보이차 루틴'을 병행하여 배가 들어가고 몸이 가벼워졌다고 말한 사례처럼, 몸의 대사를 살리고 영양 균형을 회복하며 지방을 천천히 태워내는 식단이 핵심입니다. 나잇살을 공략하기 위한 식단 전략은 저탄수화물+고단백+저염식을 기본으로 정제 탄수화물을 줄이고 단백질 중심 식단으로 근육 유지와 대사 활성화를 돕는 것입니다. 세 끼는 거르지 않고 양보다 질을 챙겨 매 끼니에 단백질, 식이섬유, 좋은 지방을 균형 있게 섭취하며, 식후 보이차로 지방 흡수를 차단하고 포만감을 지속하는 루틴을 병행하는 것이 중요합니다. 식후 보이차 한 잔이 더해진다면 속 편한 포만감과 체중 감량의 균형을 동시에 잡을 수 있습니다.

몸이 가벼워지는 활동 루틴

"움직이지 않고 체중만 줄이려는 건, 균형을 잃는 다이어트입니다."

보이차 루틴은 식단을 도와주고 대사를 촉진하지만, 몸의 순환과 에너지 소비를 끌어올리는 데에는 '움직임'이 반드시 필요합니다. 중년 이후의 체중 증가는 단순히 먹는 양 때문이 아니라, 움직임이 줄고 근육량이 감소했기 때문입니다. 하지만 무리한 운동은 지속하기 어렵고, 오히려 몸에 부담이 될 수 있습니다. 그래서 중요한 것은 "하루 20~30분, 가볍고 꾸준히 할 수 있는 활동 루틴"입니다. 이때 보이차는 운동 전후에 함께하면 순환 촉진과 수분 보충까지 챙길 수 있는 최고의 조합이 됩니다.

활동 루틴이 필요한 이유

- 기초대사량 증가 → 지방이 잘 타는 몸으로 변화
- 혈액순환 촉진 → 노폐물 배출, 부기 감소
- 장 운동과 연계 → 변비 개선 효과 배가
- 심리적 활력 증대 → 슬럼프 예방

추천 일상형 운동 루틴 3가지

① 아침 스트레칭+계단 오르기 (15분)

- 기상 후 몸을 풀어주고 순환을 깨우는 루틴
- 계단 10분만 올라가도 심박수 상승 → 대사 활성화

② 점심 산책 (10~20분)

- 식후 혈당 급등 억제, 보이차 한 잔 후 산책하면 속 편하고 가벼움 체감 가능

③ 저녁 요가 or 실내 근력운동 (15분)

- 스쿼트, 벽 밀기, 의자 이용한 하체 강화 운동
- 낮은 강도의 꾸준한 자극이 나잇살 제거에 핵심

【실제 사례: "보이차+계단 오르기로 하체가 슬림해졌어요"】

　김성미 씨(55세)는 다이어트는커녕 무릎 아플까봐 걷기도 꺼려하던 시기에 보이차 루틴을 시작했습니다. 처음엔 식후 숙차 1잔과 함께 아파트 계단 3층까지만 오르기로 시작했고, 2주 만에 "배가 빠지고 다리가 가벼워졌어요. 하체 부종이 줄면서 체형도 달라지는 느낌이 들더라고요."라고 말했습니다. 보이차 루틴은 식단을 돕고 대사를 촉진하지만, 몸의 순환과 에너지 소비를 끌어올리는 데에는 '움직임'이 반드시 필요합니다. 중년 이후의 체중 증가는 움직임 감소와 근육량 감소 때문이므로, 무리한 운동보다 "하루 20~30분, 가볍고 꾸준히 할 수 있는 활동 루틴"이 중요합니다. 이때 보이차는 운동 전후에 함께하면 순환 촉진과 수분 보충까지 챙길 수 있는 최고의 조합이 됩니다. 활동 루틴은 기초대사량 증가, 혈액순환 촉진, 장 운동 개선, 심리적 활력 증대 등 다양한 효과를 가져옵니다. 김성미 씨(55세)가 보이차와 함께 아파트 계단 오르기를 시작한 후 배가 빠지고 다리가 가벼워진 사례처럼, 추천 일상형 운동 루틴으로는 아침 스트레칭과 계단 오르기(15분)로 몸을 풀고 순환을 깨우고, 점심 산책(10~20분)으로 식후 혈당 급등을 억제하며 속 편안함을 체감하고, 저녁 요가나 실내 근력운동(15분)으로 뱃살 제거에 핵심적인 낮은 강도의 꾸준한 자극을 주는 것이 좋습니다. 보이차는 운동 전후의 수분 대체와 대사 촉진에 좋은 동반자이므로, 보이차 한 잔 후 가볍게 움직여 몸이 바뀌는 것을 빠르게 느껴보세요.

중간 점검: 체중·컨디션 체크법

"지금까지 잘 따라오고 있는 걸까?"—중간 점검이 루틴을 지키는 힘이 됩니다.

보이차 루틴 2주차에 들어서면, 어느 정도 몸이 적응했고 작은 변화들이 나타나기 시작합니다. 하지만 이 시기는 동시에 슬럼프, 정체기, 의욕 저하가 올 수 있는 변곡점이기도 합니다. 그렇기 때문에 꼭 필요한 단계가 바로 '중간 점검'입니다. 중간 점검은 단순한 체중 확인이 아니라, 몸과 마음의 반응을 '객관적으로 들여다보는 시간'입니다. 무엇을 잘했고, 무엇을 놓쳤는지 알아야 남은 10일을 더 효율적으로, 꾸준히 이어갈 수 있습니다.

점검 포인트

① 체중보다 컨디션 중심으로 보기
- 몸무게 숫자보다는 복부, 옷태, 부기, 배변 상태 등 실질적 변화를 먼저 체크
- 체중은 일시적으로 유지되거나 증가할 수 있음 → 지방 감소와 근육 증가가 동시에 일어나는 구간
- "몸이 가벼운가?", "식사량 조절이 쉬운가?", "소화가 편한가?"를 중심으로 기록

자책이 아닌 방향 조정의 기회로 활용하세요.

부록 p319를 참고하여 각자 작성해 본 체크리스트를 보며 다음 항목들을 확인해보세요: 배 둘레 변화, 식사량 변화, 배변 개선, 간식 감소, 피로도 개선 (3개 이상 체크되면 순조로운 진행)

【실제 사례: "몸무게는 그대로인데, 바지가 헐렁해졌어요"】

정경수 씨(60세)는 보이차 루틴 2주차에 접어들며 체중 변화가 없어 실망했습니다. 하지만 아내가 말했습니다. "바지가 헐렁해졌잖아. 복부가 빠진 거야." 이후 그

는 체중이 아닌 '거울과 옷'으로 변화를 점검했고, "몸이 바뀌는 건 숫자가 아니라 감각으로 먼저 오더라고요. 그걸 기록하기 시작하니까 의욕도 다시 생겼어요."라고 전했습니다. 보이차 루틴 2주차는 몸이 적응하고 작은 변화가 나타나지만, 동시에 슬럼프나 정체기가 올 수 있는 변곡점이므로 '중간 점검'이 필수적입니다. 중간 점검은 단순한 체중 확인이 아니라 몸과 마음의 반응을 객관적으로 들여다보는 시간이며, 남은 루틴을 효율적으로 이어갈 힘이 됩니다. 정경수 씨(60세)가 체중 변화에 실망했지만 '바지가 헐렁해진' 실질적 변화를 인지하고 기록하며 의욕을 되찾은 사례처럼, 체중 숫자보다는 복부, 옷태, 부기, 배변 상태 등 실질적 변화와 '몸이 가벼운가?', '식사량 조절이 쉬운가?', '소화가 편한가?' 등 컨디션 중심으로 점검하는 것이 중요합니다. 루틴 실천 점수를 매기고 '나의 변화 자가 진단'을 통해 3개 이상 해당된다면 분명한 변화의 신호로 받아들이며 스스로를 칭찬해야 합니다. 중간 점검 후, 보이차 음용량 부족, 간식 욕구 조절 실패, 활동 부족 등의 문제점을 파악하고 알림 설정, 대체 간식 세팅, 걷기 시작 등으로 루틴을 조정하는 것이 중요합니다. 루틴은 매일 조금씩 쌓아가는 과정이며, 중간 점검은 나를 돌아보고 앞으로의 방향을 정하는 힘이 되어줍니다.

슬럼프를 극복하는 심리 전략

"작심삼일을 넘었는데 왜 멈추고 싶을까?"—이제는 마음과 싸워야 할 때입니다.

보이차 루틴을 2주 이상 이어오다 보면 몸의 변화는 분명히 있지만, 마음속에 피로감이 쌓이기 시작합니다. "계속해야 하나?", "이게 맞는 걸까?", "왜 이렇게 지겹지?" 바로 '심리적 슬럼프'가 찾아오는 시기입니다. 슬럼프는 몸이 아니라, 뇌와 감정이 지쳤다는 신호입니다. 이때 필요한 건 더 독한 다이어트가 아니라, 심리적으로 회복하며 루틴을 재정비하는 마인드 전략입니다.

슬럼프는 왜 오는가?
- 루틴이 반복되며 새로움이 사라지고 지루함 증가
- 기대했던 숫자(체중) 변화가 더디게 보이기 시작
- '지키지 못한 날'에 대한 자책이 동기 저하로 이어짐

- 주변으로부터 변화 인정을 받지 못해 혼자만의 싸움 같음

슬럼프는 '실패'가 아니라 '통과 과정'입니다.

슬럼프 극복 마인드 전략

① 부록 p319를 참고하여 작성한의 체크리스트에 '오늘의 감정' 란을 추가하여 활용하기

② "왜 시작했는가" 다시 보기
- 첫날의 동기, 건강 목표, 기대했던 내 모습 되짚기
- 변화의 출발점은 언제나 나 자신이었음을 상기 "내가 해온 것"만 바라보기
- 아직 부족한 것이 아니라 이미 잘해온 것에 집중
- '못한 하루'보다 '지켜온 15일'을 칭찬할 것

③ "보상과 리듬"을 다시 설정하기
- 7일에 한 번은 소확행 보상, 예: 영화보기, 좋아하는 책 읽기
- 루틴을 딱딱한 규칙이 아닌, 흐름 있는 일상으로 전환

【실제 사례: "루틴이 지겨워질 때, 나는 감정부터 체크해요"】

　박세진 씨(47세)는 루틴이 2주 차에 들어서면 항상 포기하곤 했습니다. 이번엔 '마음 관리'를 먼저 하기로 결심하고, 매일 아침 보이차를 마시며 감정 일기를 5줄씩 기록했습니다. "운동보다 힘든 건 내 마음이었어요. 그걸 써보면서 '나는 이걸 정말 잘해오고 있었구나'라는 걸 스스로 알게 됐죠. 그 이후엔 루틴을 이어가는 게 훨씬 쉬워졌어요." 보이차 루틴을 2주 이상 이어오다 보면 몸의 변화에도 불구하고 '심리적 슬럼프'가 찾아와 "계속해야 하나?", "지겹다"는 피로감이 쌓일 수 있습니다. 슬럼프는 몸이 아니라 뇌와 감정이 지쳤다는 신호이므로, 더 독한 다이어트가 아닌 심리적으로 회복하며 루틴을 재정비하는 마인드 전략이 필요합니다. 슬럼프는 루틴이 반복되며 새로움이 사라지고, 기대했던 숫자 변화가 더디며, '지키지 못한 날'에 대한 자책, 주변의 변화 인정 부족 등으로 발생할 수 있지만, 이는 '실패'가 아니라 '통과 과정'임을 인지해야 합니다. 박세진 씨(47세)가 매일 아침 보이차를 마시며 감정 일기를 기록하여 스스로를 칭찬하고 루틴을 이어간 사례처럼, 슬럼프 극복을 위한 마인드 전략으로는 '기록'으로 감정을 정리하고, '왜 시작했는가'를 다시 보며 첫날의 동기와 건강 목표를 상기하고, '내가 해온 것'에 집중하여 이미 잘해온 것을 칭찬하며, '보상과 리듬'을 다시 설정하여 루틴을 딱딱한 규칙이 아닌 흐름 있는 일상으로 전환하는 것이 좋습니다. 슬럼프는 꾸준함의 중간 관문이며, 이 시기를 넘기면 몸보다 마음이 더 단단해진 자신을 만나게 될 것입니다.

4. 21~30일: 루틴이 습관이 되는 시기

'의식하지 않아도 마시는' 자동화

"습관은 반복에서 탄생합니다. 어느새 익숙해진 나만의 보이차 시간"

어느새 보이차를 마시는 것이 특별한 일이 아니게 느껴진다면, 당신은 이미 루틴을 '습관화'하는 데 성공한 것입니다. 습관은 '의식하지 않아도 저절로 하는 행동'입니다. 이 시점이 되면 보이차를 마시는 타이밍이 굳이 알람이 없어도 자연스럽게 떠오르고, 마시지 않으면 오히려 어색하게 느껴지는 변화가 시작됩니다. 21일 이상 반복된 행동은 뇌에서 '패턴'으로 인식되며, 의지 없이도 실행되는 자동 행동 회로를 만들게 됩니다. 즉, 습관은 반복을 통해 '결심 없는 실천'이 가능한 시스템으로 자리 잡는 것입니다.

【실제 사례: "보이차가 내 하루를 정리하는 신호가 됐어요"】

권오정 씨(61세)는 30일 루틴 중반 이후부터 보이차를 '챙겨 마시는 것'이 아니라, 자연스럽게 마시게 되는 단계에 도달했다고 말합니다. "아침에 일어나면 자동으로 주전자에 물을 올리고, 점심 먹고 나면 컵을 찾게 되고, 퇴근 후 집에 오면 따뜻한 보이차 한 잔으로 하루를 정리해요. 어느 순간부터는 기억하지 않아도 몸이 먼저 움직이더라고요." 보이차를 마시는 것이 특별한 일이 아니게 느껴진다면, 당신은 이미 루틴을 '습관화'하는 데 성공한 것입니다. 습관은 '의식하지 않아도 저절로 하는 행동'으로, 이 시점이 되면 보이차를 마시는 타이밍이 굳이 알람이 없어도 자연스럽게 떠오르고, 마시지 않으면 오히려 어색하게 느껴지는 변화가 시작됩니다. 21일 이상 반복된 행동은 뇌에서 '패턴'으로 인식되어 의지 없이도 실행되는 자동 행동 회로를 만들게 됩니다. 권오정 씨(61세)가 30일 루틴 중반 이후부터 보이차를 '챙겨 마시는 것'이 아니라 자연스럽게 마시게 되었고, 보이차가 하루를 정리하는 신호가 되었다고 말한 사례처럼, 습관은 반복을 통해 '결심 없는 실천'이 가능한 시스템으로 자리 잡는 것입니다. 자동화 루틴을 만들기 위해서는 '아침 기상 후 5분, 점심 식사 30분 후, 저녁 샤워 후'처럼 특정 행동에 보이차 음용 '타이밍'을 연결하여 뇌가 자동 연상 작용을 하게 하고, 자주 쓰는 컵과 보이차 티백/찻잎통을 식탁, 책상, 싱크대 주변 등 '눈에 보이는 곳에 두어' 보이면 마시게 만듭니다. 또한 '오늘도 2잔 완료!'와 같은 '작은 기록'을 남겨 시각적 만족감을 주면 반복 유지가 쉬워집니다. 보이차 한 잔이 루틴이 되고, 루틴이 습관이 되는 순간은 생각보다 빠르게 찾아오며, 이는 지속 가능한 건강의 출발점입니다.

몸의 회복 사인을 느끼는 순간들

"몸이 보내는 회복 신호, 당신은 이미 느끼고 있을지도 모릅니다."

보이차 루틴 3주 차가 되면, 처음에는 미미했던 변화들이 조금씩 분명한 '신호'로 느껴지기 시작합니다. 체중계 숫자가 변하지 않더라도, 몸은 이미 가볍고, 덜 붓고,

더 편안한 방향으로 바뀌고 있다는 걸 스스로 체감하게 되는 시점이죠. 이 시기의 핵심은 '숫자'보다 '느낌'에 집중하는 것입니다. 몸은 항상 먼저 회복 신호를 보냅니다. 우리는 단지 그것을 인지하고, 반응하면 됩니다.

회복 사인 5가지, 이렇게 나타납니다
  ① 눈 뜰 때 몸이 덜 무겁다
    이전엔 일어나기 힘들었는데, 기상 후 몸이 가볍고 부드러움
  ② 식후 더부룩함이나 더위가 줄었다
    소화력 개선+장 기능 회복의 신호
  ③ 화장실이 편해졌다
    규칙적인 배변, 잔변감 없는 시원함
  ④ 부종이 줄고 얼굴·다리선이 정돈됨
    이뇨 효과+림프 순환 촉진
  ⑤ 군것질, 커피에 대한 욕구가 줄었다
    혈당 안정화+입맛 리셋 효과
이 모든 변화는 '보이차+루틴'의 합작품입니다.

【실제 사례: "살은 그대로인데, 몸이 달라졌어요"】

전혜진 씨(50세)는 체중계에만 의존하며 변화가 없다고 느꼈습니다. 그러다 어느 날 "화장실 갈 때 너무 편하다", "기상 후 머리가 맑다"는 느낌을 반복적으로 경험했고, "몸이 가벼워지고 있다는 걸 체중계 말고도 느낄 수 있구나"라는 생각이 들었습니다. 그 순간부터 루틴이 '숙제'가 아니라 '선물'처럼 느껴졌다고 합니다. 보이차 루틴 3주 차가 되면, 처음에는 미미했던 변화들이 '몸이 보내는 회복 신호'로 분명하게 느껴지기 시작합니다. 체중계 숫자가 변하지 않더라도 몸은 이미 가볍고, 덜 붓고, 더 편안한 방향으로 바뀌고 있다는 것을 스스로 체감하게 되는 시점입니다. 전혜진 씨(50세)가 체중 변화 없이도 "화장실 갈 때 너무 편하다", "기상 후 머리가 맑다"는 느낌을 경험하며 루틴이 '숙제'가 아닌 '선물'처럼 느껴졌다고 말한 사례처럼, 이 시기의 핵심은 '숫자'보다 '느낌'에 집중하는 것입니다. 몸이 보내는 회복 사인은 눈 뜰 때 몸이 덜 무겁고, 식후 더부룩함이나 더위가 줄며, 화장실이 편해지고, 부종이 줄어 얼굴과 다리선이 정돈되며, 군것질이나 커피에 대한 욕구가 줄어드는 형태로 나타납니다. 이 모든 변화는 '보이차+루틴'의 합작품입니다. 회복 사인을 감지하려면, 아침 기상 직후 몸 상태를 한 줄 기록하고, 식후 1시간 후 속 상태를 체크하며, 매주 아침 같은 시간 같은 옷을 입고 전신 거울을 보고, 에너지 상태, 짜증·우울 변화 등 감정 기록을 하는 것이 좋습니다. 변화의 기준은 숫자가 아니라 '내 느낌'이며, 3가지 이상 해당된다면 몸은 이미 새로운 리듬으로 회복 중입니다.

회식·외식이 있어도 괜찮다

"하루 망쳤다고 생각하지 마세요. 보이차 루틴은 유연한 습관입니다."

보이차 루틴을 성실히 실천하던 중 회식, 외식, 모임 같은 갑작스러운 일정이 생기면 "오늘은 망쳤어", "처음부터 다시 해야 하나?"라는 자책감이 들 수 있습니다. 하지만 건강 루틴은 '완벽'이 아니라 '지속'이 핵심입니다. 실제로 잘 짜인 루틴일수록 잠깐의 이탈에도 쉽게 복구되고 다시 자리를 잡는 구조를 갖고 있습니다. 따라서 외식이나 회식이 있을 때는 포기하거나 긴장하기보다, 그 상황을 유연하게 통과하는 요령을 익히는 것이 중요합니다.

회식·외식 전후 실천 전략

① 외식 전 보이차 한 잔 마시기
- 포만감 조절, 과식 예방
- 지방 흡수 억제 및 위장 안정

② 메뉴 선택 시 '기름기+양념' 줄이기
- 구이, 찜, 탕류 〉튀김, 볶음, 밀가루 음식
- 국물류는 건더기 위주로 먹기

③ 천천히, 많이 씹기
- 급하게 먹으면 배부름을 느끼기 전에 과식
- 한 입에 최소 20번 이상 씹기로 포만감 조절

④ 외식 후 보이차로 마무리하기
  숙차 1잔으로 속 편하게, 뒷맛 정리, 식욕 억제

⑤ 다음 끼니를 굶지 말고 가볍게 조절

샐러드+단백질+보이차로 다음 루틴 회복

【실제 사례: "회식 다음 날, 보이차가 도와줬어요"】

임정우 씨(51세)는 회사 회식 자리에서 고기와 소주를 적당히 즐기고, 귀가 후 따뜻한 숙차를 1잔 마신 후 잠자리에 들었습니다. 다음 날, "소화가 잘 되고 복부가 편안해서 회복이 쉬웠고, 루틴이 망가졌다는 생각이 안 들었어요. 보이차가 회식 다음 날의 회복 도우미가 되어줬죠." 보이차 루틴을 성실히 실천하던 중 회식, 외식, 모임 같은 갑작스러운 일정이 생기면 '오늘은 망쳤어'라는 자책감이 들 수 있지만, 건강 루틴은 '완벽'이 아니라 '지속'이 핵심입니다. 잘 짜인 루틴일수록 잠깐의 이탈에도 쉽게 복구되므로, 외식이나 회식이 있을 때는 포기하거나 긴장하기보다 유연하게 통과하는 요령을 익히는 것이 중요합니다. 임정우 씨(51세)가 회식 후 따뜻한 숙차를 마신 후 다음 날 속이 더부룩하지 않고 깔끔하게 회복된 사례처럼, 보이차는 회식 다음 날의 회복 도우미가 되어줄 수 있습니다. 회식·외식 전후 실천 전략으로는 외식 전 보이차 한 잔으로 포만감을 조절하고 지방 흡수 및 위장 안정을 돕고, 메뉴 선택 시 기름기 많고 양념이 강한 튀김, 볶음, 밀가루 음식 대신 구이, 찜, 탕류를 선택하며 국물류는 건더기 위주로 먹는 것이 좋습니다. 또한 천천히, 많이 씹어 과식을 예방하고, 외식 후 보이차로 속을 편하게 마무리하며 다음 끼니를 굶지 않고 샐러드+단백질+보이차로 가볍게 조절하여 루틴을 회복하는 것이 중요합니다. 건강 루틴은 '한 번의 실수로 무너지는 것'이 아니라 '얼마나 빠르게 회복하는가'로 평가받으며, 보이차 한 잔으로 중심을 다시 잡을 수 있습니다.

가벼운 스트레칭과 함께하는 차 타임

"몸을 풀고, 마음을 가라앉히는 시간—차 한 잔과 스트레칭이면 충분합니다."

루틴이 어느 정도 자리 잡은 3주 차. 이제는 보이차를 단순히 '건강을 위한 음료'로 마시기보다, 하루를 정리하고, 내 몸과 마음을 회복하는 시간으로 연결해보는 것이 좋습니다. 그중 가장 간단하고 효과적인 방법이 바로 '스트레칭과 함께하는 차 타임'입니다. 보이차는 따뜻하고 은은한 향을 통해 긴장을 풀어주고, 스트레칭은 뭉친 근육과 흐트러진 자세를 정돈해줍니다. 둘의 조합은 몸과 마음에 동시에 작용하는 최고의 셀프 힐링 루틴이 됩니다.

스트레칭+보이차 타임의 효과

- 근육 이완 + 심신 안정 → 수면 질 향상
- 부종 개선 + 혈액순환 → 몸이 가벼워짐 체감
- 과식, 긴장, 스트레스 해소
- '나를 위한 시간' 확보 → 루틴의 즐거움 상승

실천 팁: 하루 1회 '차 타임 스트레칭 루틴'

- 시간: 저녁 식사 후 12시간, 자기 전 30분 전
- 차: 따뜻한 연숙차 or 티백 숙차
- 장소: 조용한 방, 향초나 조명으로 분위기 조성 가능
- 루틴: 총 10~15분

1. 목·어깨 풀기 (1분)

- 고개를 좌우로 천천히 돌리고, 어깨를 들어 올렸다 내리기

2. 팔·손목 스트레칭 (2분)

- 책상에 오래 앉아 있었던 날에 효과적

3. 허리 돌리기+몸통 비틀기 (3분)
- 내장기 순환 도움, 복부 이완

4. 다리 스트레칭 (3분)
- 종아리, 허벅지 당김 → 부기 감소

5. 호흡 정리 + 보이차 한 모금 (2분)
- 깊게 들이마시고 천천히 내쉬며 차의 향 느끼기

【실제 사례: "그 시간이 제일 조용하고 행복해요"】

이윤정 씨(49세)는 밤마다 TV를 보다 간식을 먹던 습관을 '보이차 + 스트레칭 루틴'으로 대체했습니다. "조명을 낮추고 보이차를 우려내고, 스트레칭을 하면서 몸을 풀면 마음까지 정리되는 기분이 들어요. 그 시간이 하루 중 가장 편안하고 나를 위한 시간이에요." 루틴이 어느 정도 자리 잡은 3주 차에는 보이차를 단순히 '건강을 위한 음료'로 마시기보다, 하루를 정리하고 몸과 마음을 회복하는 시간으로 연결해보는 것이 좋습니다. 그중 가장 간단하고 효과적인 방법이 바로 '스트레칭과 함께하는 차 타임'입니다. 보이차는 따뜻하고 은은한 향을 통해 긴장을 풀어주고, 스트레칭은 뭉친 근육과 흐트러진 자세를 정돈해주어 몸과 마음에 동시에 작용하는 최고의 셀프 힐링 루틴이 됩니다. 이윤정 씨(49세)가 밤마다 TV를 보다 간식을 먹던 습관을 '보이차 + 스트레칭 루틴'으로 대체한 후 몸과 마음이 정리되고 하루 중 가장 편안한 시간을 가졌다고 말한 사례처럼, 스트레칭과 보이차 타임은 근육 이완, 심신 안정, 수면 질 향상, 부종 개선, 혈액 순환 촉진, 과식/긴장/스트레스 해소, '나를 위한 시간' 확보 등 다양한 효과를 가져옵니다. 하루 1회, 저녁 식사 후 1~2시간 또는 자기 전 30분 전에 따뜻한 연숙차나 티백 숙차를 마시며 목·어깨, 팔·손목, 허리, 다리 스트레칭을 10~15분간 하고, 마지막에 호흡을 정리하며 보이차를 한 모금 마시는 루틴을 실천해보세요. 스트레칭을 하기 위해 차를 마셔도 좋고, 차를 마시기 위해 스트레칭을 해도 좋습니다.

30일 이후를 위한 다음 루틴 계획

"보이차 30일 루틴은 끝이 아니라, 새로운 생활 방식의 시작입니다."

드디어 보이차 루틴 30일이 다가왔습니다. 이제는 "언제 마셔야 하지?"가 아니라 "안 마시면 어색하다"는 느낌이 들 정도로 루틴이 익숙해졌을 것입니다. 하지만 여기서 가장 중요한 질문은 "이 루틴, 어떻게 이어갈 것인가?"입니다. 30일이라는 기간은 습관을 만드는 데 필요한 최소 기간일 뿐, 진짜 변화는 그 이후에 이 습관을 내 삶 속에 어떻게 녹이느냐에 달려 있습니다.

30일 이후를 위한 루틴 전략 3단계

① 나만의 루틴 패턴을 확인하자
- 아침형인가? 점심 후가 편했는가?
- 가장 자연스럽게 이어졌던 시간대를 기준으로 루틴화

② 다음 목표를 설정하자
- 체중 유지, 체지방 감량, 소화 안정, 감정관리 등
- 한 가지에 집중된 구체적 목표 → 동기 유지에 효과적

③ '보이차+1가지 습관'을 결합하자
- 예: 아침 보이차+스트레칭, 점심 보이차 + 산책
- – 차와 행동이 결합될수록 루틴은 오래간다

한 번 성공한 루틴은, 확장도 쉽게 이어집니다.

【실제 사례: "보이차 루틴은 저의 라이프스타일이 되었어요"】

정미라 씨(52세)는 30일 동안 매일 보이차를 마시며 식사량이 줄고, 소화가 편해졌으며 체중도 2kg 감량했습니다. 그녀는 이후에도 '아침 보이차 + 건강 일기'라는 루틴을 이어갔고, "보이차는 이제 저의 하루를 여는 신호예요. 마시는 순간 오늘 하루가 안정적으로 시작된다는 느낌이 들어요. 그게 진짜 습관이 된 거겠죠."라고 말합니다. 보이차 루틴 30일이 다가왔을 때 "안 마시면 어색하다"는 느낌이 든다면, 루틴이 이미 익숙해진 것입니다. 하지만 여기서 가장 중요한 질문은 "이 루틴, 어떻게 이어갈 것인가?"입니다. 30일은 습관을 만드는 최소 기간일 뿐, 진짜 변화는 그 이후에 이 습관을 삶 속에 어떻게 녹이느냐에 달려 있습니다. 정미라 씨(52세)가 30일 루틴 후 '아침 보이차+건강 일기' 루틴을 이어가며 보이차가 하루를 여는 신호가 되었다고 말한 사례처럼, 보이차 루틴은 당신의 라이프스타일이 될 수 있습니다. 30일 이후를 위한 루틴 전략 3단계는 다음과 같습니다. 첫째, 아침형인지 점심 후가 편했는지 등 '나만의 루틴 패턴을 확인'하여 가장 자연스럽게 이어졌던 시간대를 기준으로 루틴을 고정합니다. 둘째, 체중 유지, 체지방 감량, 소화 안정, 감정 관리 등 '다음 목표를 설정'하여 한 가지에 집중된 구체적 목표로 동기를 유지합니다. 셋째, '보이차+1가지 습관'을 결합하여(예: 아침 보이차+스트레칭, 점심 보이차+산책) 차와 행동이 결합될수록 루틴이 오래가도록 합니다. 30일간 쌓은 루틴은 당신 안에 분명히 자리 잡았으며, 이제는 '챌린지'가 아니라 '일상'으로 넘어갈 시간입니다. 보이차는 단순한 음료가 아니라, 당신의 건강한 삶을 여는 열쇠였으며, 이 루틴을 토대로 당신만의 건강 여정은 계속될 수 있습니다.30일 전의 당신과 지금의 당신은 분명히 다릅니다. 체중계 숫자가 아니라, 매일 아침 보이차를 우려내는 그 자연스러운 손길에서, 간식보다 따뜻한 차 한 잔을 선택하는 그 순간에서, 무엇보다

"나는 할 수 있다!"는 자신감에서 변화를 확인할 수 있습니다.보이차는 단순한 음료가 아니었습니다. 당신의 하루를 여는 건강한 신호였고, 바쁜 일상 속에서도 나를 돌보는 시간이었으며, 작은 실천이 큰 변화를 만든다는 것을 증명하는 도구였습니다.앞으로도 계속해서 그 한 잔의 여유와 건강함을 이어가시길 바랍니다. 당신의 건강한 여정은 이제 막 시작되었습니다. "오늘도 한 잔의 보이차처럼, 따뜻하고 깊이 있는 하루 되세요"

다음 장에서는 보이차 루틴을 더욱 완성도 있게 만들어줄 식습관과 운동 루틴에 대해 자세히 다루겠습니다. 보이차만으로는 아쉬웠던 부분들을 어떻게 보완할지, 중년의 몸에 맞는 식단과 운동은 무엇인지 함께 알아보겠습니다.

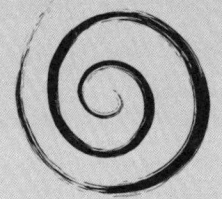

제 4 장

식습관 + 운동 루틴으로 완성하기

보이차만 마시고 끝나면 안 되는 이유

"보이차는 시작일 뿐입니다.

진짜 변화는 전체 생활패턴에서 완성됩니다."

지금까지 보이차 30일 루틴을 통해 몸속 정화와 기본적인 습관 형성을 경험하셨을 것입니다. 아마 많은 분들이 "보이차만으로도 이렇게 달라지는구나"라고 느끼셨을 텐데요, 여기서 한 가지 중요한 사실을 말씀드려야 합니다. 보이차는 건강의 완성품이 아니라, 건강한 삶의 시작점입니다. 30일 동안 보이차로 만든 기반 위에 올바른 식습관과 적절한 운동이 더해져야 비로소 중년의 몸이 원하는 진짜 변화—지속적인 체중 관리, 근육량 유지, 활력 증진, 질병 예방—를 경험할 수 있습니다. 왜 보이차만으로는 부족할까요?

첫째, 중년의 몸은 복합적 접근이 필요합니다. 기초대사량 저하, 호르몬 변화, 근육량 감소 등이 동시에 일어나는 시기이기 때문에 차 한 잔의 효과만으로는 한계가 있습니다.

둘째, 나쁜 식습관이 그대로라면 보이차 효과도 상쇄됩니다.

아무리 좋은 차를 마셔도 과식, 야식, 고나트륨 식단이 계속된다면 디톡스 효과는 반감됩니다.

셋째, 움직이지 않는 몸은 순환이 정체됩니다.

보이차가 순환을 도와주지만, 근본적으로 근육을 사용하고 심박수를 올리는 활동이 없다면 대사 개선에는 한계가 있습니다. 그렇다면 이 장에서는 무엇을 다룰까요? 중요한 것은 '완벽한 식단'이나 '강도 높은 운동'이 아닙니다. 보이차 루틴처럼'지속 가능한 변화'가 목표입니다. 거창한 계획보다는 내 생활에 자연스럽게 스며들 수 있는 작은 습관들, 그것이 이 장의 핵심입니다.보이차로 시작된 건강한 변화를 이제 '완전한 라이프스타일'로 확장해보겠습니다. 30일 후가 아니라 1년 후, 5년 후에도 지속될 수 있는 건강 시스템을 함께 만들어가겠습니다.

1. 중년을 위한 식단의 기본

탄수화물은 줄이고 단백질은 늘려라

"중년의 식사, 이제는 탄수화물보다 단백질 중심으로"

20~30대까지만 해도 밥 한 공기 뚝딱, 국수 한 그릇은 큰 문제가 되지 않았습니다. 하지만 40대 이후부터는 탄수화물이 쉽게 지방으로 전환되고, 근육량이 줄어들면서 기초대사량까지 감소합니다. 이때 탄수화물 중심 식사를 그대로 유지하면 혈당이 쉽게 오르고, 체지방이 쌓이며, 나잇살로 연결되죠. 반면 단백질은 다릅니다. 근육 유지와 회복, 식사 후 포만감, 기초대사 촉진이라는 효과를 동시에 기대할 수 있습니다. 특히 중년 이후 근육이

빠르게 감소하는 시기에는 단백질 섭취량을 늘려야 체중과 컨디션을 안정적으로 관리할 수 있습니다.

【실제 사례: "밥양 줄이고 단백질 늘리니 군살이 줄었어요"】

박혜숙 씨(53세)는 늘 아침엔 밥 한 공기, 점심엔 면요리, 저녁엔 찌개와 밥이라는 탄수화물 중심 식단을 고수해 왔습니다. 하지만 보이차 루틴과 함께 탄수화물은 절반으로 줄이고, 삶은 계란, 닭가슴살, 콩 요리 같은 단백질 위주로 바꾸자 배둘레가 눈에 띄게 줄고 식후 졸음도 사라졌다고 말합니다. "조금만 바꿨는데, 몸이 정말 반응하더라고요." 40대 이후에는 탄수화물이 쉽게 지방으로 전환되고 근육량이 줄어 기초대사량까지 감소하므로, 탄수화물 중심 식사를 유지하면 혈당이 오르고 나잇살이 쌓이기 쉽습니다. 따라서 중년의 식사는 단순한 포만이 아니라, 몸을 위한 연료 조절이라는 관점에서 탄수화물은 줄이고 단백질은 늘리는 전략이 필요합니다. 박혜숙 씨(53세)가 밥 양을 줄이고 단백질 위주로 식단을 바꾸자 배둘레가 줄고 식후 졸음이 사라진 사례처럼, 단백질은 근육 유지와 회복, 포만감 유지, 기초대사 촉진에 효과적입니다. 중년을 위한 실천법으로는 밥을 2/3 공기로 줄이는 것부터 시작하고, 국물 음식은 건더기 중심으로 먹으며, 식단을 단백질 1: 탄수화물 1 비율로 구성하여 균형을 맞추는 것이 좋습니다. 여기에 식전 또는 식후 30분 내 보이차 한 잔을 더하면 포만감과 지방 분해 효과를 동시에 얻을 수 있습니다. 오늘 식단, 밥 한 숟가락 대신 단백질 한 숟가락을 더하는 작은 변화가 큰 변화를 이끌 것입니다.

아침은 반드시 먹어야 한다

"아침을 거르면 몸이 가벼워질까요? 오히려 더 무거워집니다."

중년이 되면서 바쁜 일상, 식욕 저하, 혹은 다이어트 이유로 아침 식사를 습관적으로 건너뛰는 경우가 많습니다. 하지만 아침은 단순한 '하루의 첫 끼'가 아니라, 신진대사 작동의 스위치를 켜는 필수 시동 버튼입니다. 특히 40대 이후에는 기초대사량이 떨어지고 인슐린 저항성이 증가하기 때문에 공복 시간이 길어지면 오히려 체지방이 더 잘 쌓이고 근육은 더 빨리 소실됩니다. 따라서 '아침을 굶으면 살이 빠진다'는 생각은 중년기에는 오히려 건강을 해치는 오해가 될 수 있습니다.

중년에게 아침 식사가 중요한 이유

- 대사 시동: 밤새 쉬었던 몸을 깨우고 지방 연소 기능 활성화
- 혈당 조절: 아침을 거르면 점심 폭식, 급격한 혈당 상승 가능
- 뇌 기능 회복: 집중력과 기억력 유지에 필요한 에너지 공급
- 근감소 예방: 공복 상태에서 근육이 먼저 소모될 위험
- 식욕 조절: 규칙적 식사는 간식 유혹을 줄이고 위 건강을 유지

"배는 안 고픈데 먹어야 하나요?"
→ 네, 몸은 필요로 합니다.

【실제 사례: "아침 한 끼가 저녁 식욕을 잡아줬어요"】

정명희 씨(53세)는 아침을 자주 거르다 보니 점심을 폭식하고 저녁엔 허기와 스트레스로 과식을 반복했습니다. 그러다 삶은 달걀 1개, 바나나 반 개, 따뜻한 보이차 한 잔으로 아침 식사를 시작하면서, "점심 때 덜 배고프고, 저녁 간식 생각도 많이 줄었어요. 작은 아침이 제 하루 식욕 전체를 조절해주더라고요."라고 말했습니다. 중

년이 되면서 아침을 거르는 경우가 많지만, 이는 신진대사 작동의 스위치를 끄는 것과 같아 오히려 체지방이 더 잘 쌓이고 근육이 소실될 수 있습니다. 아침을 굶으면 살이 빠진다는 생각은 중년기에는 건강을 해치는 오해입니다. 정명희 씨(53세)가 아침을 챙겨 먹기 시작하면서 점심 폭식과 저녁 과식이 줄고 하루 식욕 전체가 조절된 사례처럼, 아침 식사는 반드시 먹어야 신진대사의 시동을 걸고, 혈당 급등을 막으며, 뇌 기능을 회복하고 근감소증을 예방하며, 식욕을 조절하는 데 중요합니다. 건강한 아침 식사를 위해서는 오트밀, 고구마 같은 복합 탄수화물과 삶은 달걀, 두부 등 단백질, 채소나 소량의 과일 같은 식이섬유, 그리고 따뜻한 보이차로 수분을 보충하여 균형을 맞추는 것이 좋습니다. 바쁜 아침이라도 전날 밤에 음식을 준비해두거나, 기상 후 따뜻한 보이차를 먼저 마시는 것부터 시작하면 됩니다. 아침을 챙기는 사람만이 하루를 주도적으로 설계할 수 있으며, 오늘 아침, 당신의 몸을 깨우는 따뜻한 보이차와 함께 하루의 첫걸음을 건강하게 시작해보세요.

과일은 언제 먹는 게 좋을까

"과일은 몸에 좋다? 맞습니다. 하지만 '언제 먹느냐'가 더 중요합니다."

과일은 건강식의 대명사처럼 여겨지지만, '좋은 음식도 타이밍이 맞지 않으면 오히려 독이 될 수 있다'는 사실을 아는 사람은 많지 않습니다. 특히 중년 이후에는 혈당 관리와 내장지방 증가에 민감한 시기이기 때문에 과일을 먹는 시간과 방법에 더 주의를 기울여야 합니다. 과일에는 비타민과 섬유질, 항산화 물질이 풍부하지만, 동시에 자연 당분(과당)이 많아 빈속에 많이 먹거나, 저녁 늦게 먹으면 혈당과 지방으로 빠르게 전환될 수 있습니다.

과일, 언제 먹어야 좋은가?

① 식사 후 30분~1시간 이내가 가장 이상적
- 공복 시 위를 자극할 수 있고, 식사 직후엔 발효 및 가스 발생 가능
- 식사와 간식 사이 '중간 타이밍'이 흡수율과 포만감 유지에 효과적

② 오전 중 or 점심 후가 가장 적절

- 대사율이 높고 활동량이 많은 시간대 → 과당이 에너지로 소모됨
- 저녁 이후 과일은 혈당 상승 + 내장지방 증가 위험

③ 운동 전·후에는 소량의 과일 OK
- 바나나, 사과, 베리류는 간단한 에너지 공급원으로 적합

'천연'이지만, 당은 당입니다.
건강한 시간대에 먹는 것이 핵심!

【실제 사례: "과일은 오전 간식으로만 먹어요"】

윤주영 씨(55세)는 매일 저녁 식사 후 과일 한 접시를 습관처럼 먹었고, 체중은 줄지 않고 혈당 수치도 조금씩 상승했습니다. 보이차 루틴과 함께 과일 섭취 시간을 '오전 10시 또는 점심 후 1시경'으로 조절한 후, "과일도 훨씬 맛있게 느껴지고, 저녁엔 덜 배고파져서 간식도 자연스럽게 줄었어요."라고 말합니다. 과일은 건강에 좋지만, '언제 먹느냐'가 더 중요합니다. 특히 중년 이후에는 혈당 관리와 내장지방 증가에 민감하므로, 과일을 먹는 시

간과 방법에 주의를 기울여야 합니다. 과일에 많은 과당은 빈속에 먹거나 저녁 늦게 먹으면 혈당과 지방으로 빠르게 전환될 수 있습니다. 윤주영 씨(55세)가 저녁 과일 섭취를 오전 간식으로 바꾼 후 체중과 혈당 수치가 안정된 사례처럼, 과일을 먹는 가장 이상적인 타이밍은 식사 후 30분~1시간 이내이거나, 대사율이 높은 오전 중 또는 점심 후입니다. 저녁 이후 과일 섭취는 혈당 상승과 내장지방 증가 위험이 크므로 피해야 합니다. 사과, 키위, 베리류, 바나나 등을 소량 섭취하는 것이 좋고, 과일을 빵이나 과도한 유제품과 함께 먹거나, 늦은 저녁에 폭식하는 패턴은 피해야 합니다. 과일은 '천연'이지만, 당은 당이므로 건강한 시간대에 소량 섭취하는 것이 핵심입니다. 과일은 꼭 '씹어서' 먹고, 보이차는 과일 섭취 전후 30분 간격을 두어 산과 탄닌 흡수를 방지하는 것이 좋습니다. 오늘부터 과일은 아침 또는 점심 후 간식으로 즐겨보세요. 더 가볍고 건강한 하루가 될 것입니다.

저녁은 몇 시까지? 얼마나?

"하루의 마지막 식사, 그 시간과 양이 다음 날 몸을 결정합니다."

중년 이후 식습관에서 가장 큰 영향을 미치는 것이 바로 저녁 식사입니다. 바쁜 하루를 마치고 온 가족과 함께하는 시간, 혹은 뒤늦게 끼니를 챙기는 습관이 늦은 저녁과 과식을 반복하게 만듭니다. 그 결과, 자는 동안 소화되지 못한 음식은 체지방으로 전환되고, 아침엔 피로와 부기, 속 더부룩함으로 이어집니다. 특히 40대 이후는 기초대사량이 감소하고 야간 대사 기능이 저하되기 때문에 저녁 식사의 '시각'과 '양'은 건강을 좌우하는 핵심 요소가 됩니다.

저녁은 몇 시까지 먹는 게 좋을까?

- 이상적 섭취 시각: 오후 6시~7시 반 사이

    수면 3~4시간 전까지 소화를 마치는 것이 이상적

    8시 이후 식사는 체지방 증가, 혈당 조절 장애 유발

- 늦어질 경우? → 양을 줄이고, 소화 잘 되는 음식 위주로 선택

시간보다 더 중요한 건 '자기 전 최소 3시간 전 섭취'

라는 기준!

얼마나 먹어야 할까?

- 저녁은 하루 식사의 20~25% 수준
    - → 아침 30%, 점심 40%, 저녁 25%
    - → 무조건 적게가 아니라 '소화에 부담 없는 정도'가 기준
- 식사 구성은 단백질 + 채소 + 복합 탄수화물 소량
    - → 고기만, 국물만, 탄수화물만 섭취는 피할 것

【실제 사례: "저녁을 7시 이전에 끝내니 속이 너무 편해요"】

김창호 씨(58세)는 평소 퇴근이 늦어 9시쯤 저녁을 먹는 습관이 있었고, 아침엔 항상 붓고 체중도 늘어났습니다. 루틴을 바꾸며 7시 이전 가벼운 저녁 + 숙차 1잔을 시도한 결과, "밤에 배가 편하고, 다음 날 눈 떴을 때 부기가 없어져서 놀랐어요. 아무리 좋은 음식을 먹어도, '언제'가 중요하다는 걸 처음 알았죠." 중년 이후의 건강은 저녁 식사의 '시각'과 '양'이 좌우하며, 늦은 저녁과 과식은 자는 동안 소화되지 못한 음식을 체지방으로 전환하고 아침 피로와 부기로 이어집니다. 김창호 씨(58세)

가 늦은 저녁 식사 습관을 오후 7시 이전의 가벼운 식사로 바꾼 후 밤에 속이 편하고 아침 부기가 사라진 사례처럼, 저녁 식사는 하루를 마무리하는 의식입니다. 이상적인 저녁 식사 시각은 수면 3~4시간 전인 오후 6시~7시 반 사이이며, 8시 이후 식사는 체지방 증가와 혈당 조절 장애를 유발할 수 있어 피해야 합니다. 저녁 식사량은 하루 식사의 20~25% 수준으로 '소화에 부담 없는 정도'가 기준이며, 메뉴 구성은 단백질, 채소, 복합 탄수화물 소량 중심으로 균형 있게 섭취하는 것이 좋습니다. 식후 30분 후 연한 숙차 한 잔으로 마무리하고, 늦은 시간 배고플 땐 견과류와 따뜻한 물로 대체하는 것이 현명합니다. 오늘 저녁, 조금만 일찍, 조금만 가볍게 먹는 작은 변화가 내일 더 가볍고 건강한 당신을 만들어줄 것입니다.

나트륨 줄이는 생활 습관

"간이 약하면 맛이 없다고요? 진짜 맛은 짠맛보다 몸이 편한 맛입니다."
짭짤하고 자극적인 음식은 중독성이 강합니다. 젓갈, 찌개, 국물, 반찬류까지 우리는 습관처럼 나트륨 과다 환경에서 식사하고 있습니다. 그 결과, 중년 이후에는 고

혈압, 부종, 만성 피로, 신장 부담 등이 나타나고, 소리 없이 건강을 갉아먹는 '짠맛 중독'에 빠지게 됩니다. 세계보건기구(WHO)가 권장하는 1일 나트륨 섭취량은 2,000mg 이하, 하지만 한국인의 평균 섭취량은 이보다 1.5~2배 이상이라는 통계도 있습니다. 건강한 루틴의 완성은, 나트륨 줄이기에서 출발합니다.

나트륨 과잉의 주요 문제

- 혈압 상승 → 고혈압, 심장질환 위험 증가
- 수분 저류 → 얼굴 붓기, 복부 팽창, 발 부종
- 신장 기능 저하 → 노폐물 배출력 약화
- 식욕 중독 → 짠맛이 당긴다 = 감각 마비 상태

특히 중년 이후 신진대사 저하 상태에서는 나트륨 과다 → 부종 → 체중 증가 → 피로 누적의 악순환으로 이어집니다.

실생활에서 나트륨 줄이는 5가지 실천 팁
① 국물은 절반 이하로만 먹기

- 찌개, 탕, 라면의 국물은 짠맛의 핵심
- 건더기 위주 섭취로 염분 섭취량 절감

② 반찬 간은 '덜어먹기'로 조절
- 직접 간을 줄이기 어렵다면 → 간이 센 반찬은 작게 덜어 조금씩 먹는 습관

③ 외식 시 '싱겁게 해주세요' 요청하기
- 대부분의 식당은 요청 시 조절 가능
- 국·찌개류는 별도 요청+물 또는 보이차 함께 섭취

④ 양념장·소스는 반만 사용하기
- 소스류에 나트륨 집중 → 찍먹보다 '살짝 묻히기'

⑤ 천연 재료로 감칠맛 내기
- 마늘, 양파, 다시마, 표고버섯, 들기름 등 → 짠맛 대신 풍미를 살리는 대체재 사용

【실제 사례: "국물 안 먹고도 배부르더라고요"】

장기섭 씨(56세)는 고혈압 전 단계 진단을 받고 식단을 조절하려 했지만, 싱거운 맛이 너무 힘들었다고 말합니다. 그러다 보이차 루틴과 함께 '국물 반 남기기', '덜어먹기' 전략을 적용하며 "음식이 싱겁다기보단 담백하게 느껴졌고, 아침에 눈 떴을 때 얼굴이 덜 부었어요.

그게 건강이 바뀌는 신호 같았어요."라고 말합니다.짭짤하고 자극적인 음식은 중독성이 강해 중년 이후 고혈압, 부종, 만성 피로 등 '짠맛 중독'으로 인한 건강 문제를 유발합니다. 따라서 건강한 루틴의 완성은 나트륨 줄이기에서 시작해야 합니다. 보이차의 이뇨 작용은 염분 배출을 돕고 혈관에 휴식을 주어 나트륨 관리에 좋은 파트너가 됩니다. 고혈압 전 단계 진단을 받은 장기섭 씨(56세)가 보이차 루틴과 함께 '국물 반 남기기', '덜어먹기' 전략을 실천하여 아침 부기가 줄고 몸이 바뀌는 신호를 느낀 사례처럼, 나트륨 줄이기는 단순히 '짜게 먹지 말자'가 아니라 몸을 부드럽게 만드는 식습관의 핵심 전략입니다. 실생활에서 나트륨을 줄이려면 찌개, 탕, 라면 등 국물은 절반 이하로만 먹고, 간이 센 반찬은 덜어먹는 습관을 들여 염분 섭취를 줄입니다. 외식 시에는 '싱겁게 해주세요'라고 요청하고, 양념장이나 소스는 반만 사용하며, 마늘, 양파, 버섯 등 천연 재료로 감칠맛을 내는 것이 좋습니다. 오늘 식탁에서 국물을 반쯤 남기는 것, 그 작은 변화가 내일 더 가볍고 건강한 당신을 만들어줄 것입니다.

2. 간식, 이렇게만 바꿔도 성공이다.

군것질을 안 하기보다 대체하라

"간식 끊기가 너무 힘들다면? 차라리 바꾸세요"

간식은 끊으려고 하면 더 당기기 마련입니다. 특히 중년 이후엔 혈당이 갑자기 떨어지는 시간대(보통 오후 3~5시)가 있어, 뇌가 강하게 당을 원하게 됩니다. 이럴 때 억지로 참기보다, 대체 간식을 준비하는 전략이 훨씬 현실적이고 효과적입니다. 실제로 '간식은 나쁘다'는 고정관념보다, 어떤 간식을 먹느냐가 건강을 좌우합니다. 초콜릿, 과자, 달콤한 빵 같은 고당류 간식을 계속 섭취하면 혈당이 급격히 오르내리고, 복부지방과 나잇살을 유발합니다. 반면, 단백질·식이섬유·좋은 지방이 포함된 간식은 오히려 포만감을 주고 다음 끼니의 과식을 막는 역할을 해줍니다.

【실제 사례: "간식을 끊은 게 아니라, 바꿨을 뿐인데 달라졌어요"】

이민자 씨(49세)는 회사에서 늘 과자나 믹스커피로 오후 간식을 해결했습니다. 하지만 체중이 늘고 피곤함도 가중되자, 견과류와 무가당 두유, 블랙 커피 또는 보이차로 바꿨습니다. 이후 두 달간 큰 체중 변화 없이도 복부가 줄고 식욕 조절이 쉬워졌다고 합니다. "스트레스 받을 때 간식은 포기할 수 없었는데, 건강한 간식으로 바꾸니 오히려 더 마음이 편해졌어요."간식은 무작정 끊으려고 하면 오히려 더 당기게 마련입니다. 특히 중년 이후에는 혈당이 급격히 떨어지는 시간대가 있어 뇌가 당분을 강하게 원하게 되므로, 억지로 참기보다 건강한 대체 간식을 준비하는 전략이 훨씬 현실적이고 효과적입니다. 이민자 씨(49세)가 과자와 믹스커피 대신 견과류, 무가당 두유, 보이차 등으로 간식을 바꾼 후 복부가 줄고 식욕 조절이 쉬워진 사례처럼, '간식은 나쁘다'는 고정관념보다 어떤 간식을 먹느냐가 건강을 좌우합니다. 고당류 간식은 혈당을 급격히 오르내리게 하고 나잇살을 유발하지만, 단백질, 식이섬유, 좋은 지방이 포함된 간식은 포만감을 주고 다음 끼니의 과식을 막는 역할을 합니다. 현실적인 간식 대체 전략으로는 식사 후 2~3시간, 공복감이 느껴질 때만 간식을 섭취하고, 과자 대신 삶은 달걀, 오이, 견과류 같은 '씹는' 간식으로 전환하며, 믹스커피나 달달한 차 대신 보이차 또는 무가당 두유 같은 단맛 없는 음료를 선택하여 혈당 스파이크를 막는 것이 좋습니다. 또한 간식은 대용량 포장 그대로 먹지 않고 작은 용기에 덜어 먹는 습관을 길러 과식 위험을 줄여야 합니다. 간식을 '끊는 것'이 목표가 아니라, '건강하게 바꾸는 것'이 핵심 전략입니다.

견과류·두유·요거트 활용법

"간식은 줄이는 것이 아니라, 바꾸는 것입니다."

중년 이후 건강을 위해 간식을 아예 끊으려는 분들이 많지만, 그 결심은 대부분 오래가지 못합니다. 우리 몸은 일정 시간 공복이 지나면 에너지를 보충하기 위해 자연스럽게 간식을 요구하게 되어 있습니다. 그럴 때 무조건 참기보다는 건강한 간식으로 전환하는 것이 스트레스 없이 건강을 유지하는 지름길입니다. 특히 견과류, 두유, 요거트는 간단하면서도 영양 균형을 맞출 수 있는 중년을 위한 '스마트 간식 3종 세트'입니다.

① 견과류: '작지만 강력한 포만감'

- 단백질 + 건강한 지방 + 미네랄 풍부
- 식사 사이 허기 조절, 포만감 유지에 효과
- 하루 권장량: 한 줌 (20~25g, 약 150kcal)
- 무염·볶은 제품 선택 필수
- 피해야 할 유형: 설탕 코팅, 믹스넛에 건과일 과도 포함

실천 팁:
→ 식사 사이 배고플 때 따뜻한 보이차 + 견과류 한 줌
→ 오후 3~4시, 에너지 떨어질 때 뇌 회복 간식으로 활용

② 두유: '단백질 음료의 대표 주자'

- 식물성 단백질 + 이소플라본(호르몬 조절)
- 우유 대체 음료로 유당불내증 있는 중년에게 적합
- 하루 1팩 (190ml 기준), 당류 6g 이하 제품 권장
- 고단백/무가당 두유 선택 시 체중 관리에도 도움

실천 팁:

→ 아침 식사 대용 or 바쁠 때 간편한 한 끼

→ 보이차 후 식욕 조절용 음료로 병행 가능

→ 바나나 반 개 + 두유 → 소화 잘 되는 스마트 간식

③ 요거트: '장 건강과 입맛 리셋에 효과적'

- 프로바이오틱스 + 단백질 + 칼슘
- 포만감 유지 + 소화 보조 + 변비 예방
- 선택 기준: 그릭 요거트, 무가당, 단백질 함량 7g 이상
- 피해야 할 유형: 과일 시럽, 설탕 첨가 제품

실천 팁:

→ 간식 대신 아침 or 오후 4시 즈음

→ 보이차와 함께 먹으면 입맛 정리+소화 보완

→ 견과류+요거트 조합은 최고의 오후 간식

【실제 사례: "간식이지만, 죄책감 없는 간식이에요"】

김윤정 씨(50세)는 매일 오후 3시만 되면 달달한 빵이나 음료를 찾곤 했습니다. 보이차 루틴과 함께 '무가당 요거트+아몬드+따뜻한 숙차'로 간식을 바꾸고 나서 "배도 부르고 입도 심심하지 않으니까 저녁 식사량도 줄어들더라고요. 무엇보다 '먹고 나서 후회 없는 간식'이라는 게 제일 좋았어요."라고 말합니다. 중년 이후에는 간식을 아예 끊기보다 건강한 간식으로 전환하는 것이 스트레스 없이 건강을 유지하는 지름길입니다. 특히 견과류, 두유, 요거트는 간단하면서도 영양 균형을 맞출 수 있는 중년에게 꼭 필요한 '스마트 간식 3종 세트'입니다. 김윤정 씨(50세)가 달달한 빵과 음료 대신 '무가당 요거트+ 아몬드+따뜻한 숙차' 조합으로 간식을 바꾼 후 저녁 식사량이 줄고 마음이 편해진 사례처럼, '무엇을 먹느냐'가 핵심입니다. 견과류는 단백질과 건강한 지방이 풍부하여 식사 사이 허기 조절과 포만감 유지에 효과적이며, 하루 한 줌

(20~25g)을 무염·볶은 제품으로 선택하는 것이 좋습니다. 두유는 식물성 단백질과 이소플라본이 풍부해 아침 식사 대용이나 바쁠 때 간편한 한 끼로 좋고, 고단백·무가당 제품을 선택하면 체중 관리에 도움이 됩니다. 요거트는 프로바이오틱스, 단백질, 칼슘이 풍부하여 장 건강, 포만감 유지, 소화 보조에 효과적이며, 무가당 그릭 요거트가 가장 좋습니다. 보이차와 함께 먹으면 입맛 정리와 소화 보완에 시너지를 낼 수 있습니다. 간식은 무조건 나쁜 것이 아니며, 견과류, 두유, 요거트를 활용한 스마트 간식은 중년의 체중 관리와 건강 유지에 꼭 필요한 작지만 강력한 전략이 되어줄 것입니다.

보이차와 어울리는 스마트 간식

"보이차를 마시며 먹는 간식, 이 조합만 잘해도 체중은 늘지 않습니다."

보이차는 소화 촉진과 식욕 억제, 체지방 분해에 효과가 있는 차입니다. 하지만 아무리 좋은 차라도, 함께 먹는 간식이 문제라면 그 효과는 반감될 수 있습니다. 따라서 간식을 끊는 대신, 보이차와 '궁합이 잘 맞는 간식'을 똑똑하게 선택하는 전략이 필요합니다. 간식은 '칼로리가 낮다'보다 포만감이 오래가고, 당 지수가 낮고, 위에 부담이 없는 것이 중요합니다. 보이차의 깔끔한 맛과 잘 어울리는 간식은 입안을 정리해주고 군것질 욕구까지 덜어줍니다.

보이차 간식 활용 루틴

① 간식 먹기 전 → 보이차 한 잔 먼저 마시기
- 입맛을 한번 차분히 눌러주는 효과
- "진짜 배고픈가?"를 구분할 수 있음

② 간식은 '정해진 시간'에만 먹기
- 오후 10시 야식처럼 즉흥 간식 방지
- 하루 1~2회, 고정된 간식 타임 확보

③ 소량을 예쁘게 접시에 담기
- 양 조절+시각적 만족감 동시에 확보
- '무심코 먹는' 행동 줄이기

【실제 사례: "보이차가 간식을 조절하는 기준이 돼요"】

   이도훈 씨(54세)는 업무 중간마다 과자와 커피를 달고 살던 시절이 있었습니다. 보이차 루틴을 시작하면서, 간식을 '보이차와 잘 어울리는 것으로 제한'하기 시작했고 "보이차 한 잔 마신 후엔 과자가 별로 당기지 않더라고요. 대신 삶은 달걀이나 오이 스틱처럼 가볍고 든든한 게 좋아졌어요. 지금은 보이차가 간식 습관의 기준이 됐어요."라고 전했습니다. 보이차는 소화 촉진, 식욕 억제, 체지방 분해에 효과가 있지만, 함께 먹는 간식이 문제라면 그 효과가 반감될 수 있습니다. 따라서 보이차와 '궁합이 잘 맞는 간식'을 똑똑하게 선택하는 전략이 필요합니다. 이도훈 씨(54세)가 보이차 루틴과 함께 간식을 '보이차와 어울리는 것으로 제한'하기 시작한 후 군것질 욕구가 줄고 삶은 달걀이나 오이 스틱처럼 가볍고 든든한 간식을 좋아하게 된 사례처럼, 보이차는 간식 습관의 기준이 됩니다. 보이차와 찰떡궁합인 스마트 간식으로는 단백질과 포만감을 주는 삶은 달걀, 장 건강과 씹는 포만감을 주는 무가당 요거트+아몬드, 천연 탄수화물과 낮은 당 지수를 가진 구운 고구마, 식감과 수분 보충에 좋은 오이, 방울토마토, 단백질과 오메가3가 풍부한 두유 한 잔+호두가 있습니다. 이 간식들은 씹는 만족감과 단백질 또는 식이섬유를 포함하고 저당이라는 공통점을 가집니다. 간식 먹기 전 보이차 한 잔을 먼저 마셔 입맛을 차분하게 정리하고, 하루 1~2회 정해진 시간에만 소량을 예쁘게 접시에 담아 먹는 습관을 들이는 것이 좋습니다. 간식을 끊는 게 아니라 스마트하게 조정하는 것이 건강한 중년의 지혜입니다.

당 떨어질 때 꿀팁 레시피

"갑자기 무기력하고 어지럽다? 단순한 피로가 아니라 '당 떨어짐' 신호입니다."

중년 이후에는 혈당 조절 능력이 예전 같지 않아, 식사 간격이 길어지거나 무리한 다이어트를 할 경우, '당 떨어짐' 증상—두통, 현기증, 무기력감, 짜증—이 쉽게 나타납니다. 이럴 때 대부분은 초콜릿이나 빵 같은 당분 많은 간식을 찾기 쉽지만, 급한 마음에 먹는 고당 간식은 오히려 혈당을 급등시킨 뒤 다시 급락시키는 악순환을 유발합니다. 그래서 필요한 건, 혈당을 천천히 안정시켜주고 포만감을 주는 '당 떨어질 때 꿀팁 레시피'입니다.

당 떨어질 때 나타나는 신호
- 갑자기 힘이 빠지고 집중력이 떨어진다
- 이유 없이 짜증, 불안감이 올라온다
- 손 떨림, 식은땀, 가벼운 두통
- 식사 시간과 상관없이 과하게 허기짐

이때 무조건 단 것을 먹기보다, '천천히 채우는 탄수화물+단백질 조합'이 중요!

보이차 루틴과 함께하는 당 보충 레시피
① 고구마+견과류 한 줌
- 천천히 흡수되는 탄수화물+건강한 지방
- 당 떨어졌을 때 포만감과 안정감 동시 확보

② 바나나 반 개+무가당 두유 1잔
- 당분은 빠르게, 단백질은 오래 유지
- 오전 10시 혹은 오후 4시 간식으로 최적

③ 사과 슬라이스+땅콩버터 티스푼 1

- 식이섬유 + 건강 지방 조합으로 혈당 안정
- 포만감 ↑, 당 욕구 ↓

④ 오트밀+그릭요거트 미니볼

- 비상 상황에서 3분 컵 레시피
- 아침 대용 or 무기력한 오후에 섭취

⑤ 보이차+삶은 달걀 1개

- '입이 허한' 상태가 아니라 진짜 허기일 때의 대처 루틴

【실제 사례: "달달한 걸 찾기 전에 이걸 먼저 먹어요"】

이수정 씨(47세)는 오후 3시쯤만 되면 어김없이 초콜릿이나 음료수에 손이 갔습니다. 하지만 그 후엔 더 피곤해지고 집중력도 떨어졌다고 말합니다. 지금은 '삶은 달걀+보이차+사과 몇 조각'을 먼저 먹고 10분 정도 쉬는 방식으로 바꾸었고, "급하게 단 걸 찾지 않아도 되고, 저녁까지 기분 좋게 유지돼요. 몸이 가벼워졌고 피로감도 줄었어요."라고 전합니다. 중년 이후 혈당 조절 능력이 떨

어져 식사 간격이 길거나 무리한 다이어트를 할 경우, 두통, 현기증, 무기력감, 짜증 같은 '당 떨어짐' 증상이 쉽게 나타납니다. 이때 초콜릿이나 빵 같은 고당 간식을 먹으면 혈당이 급등락하는 악순환이 반복되므로, 혈당을 천천히 안정시켜주고 포만감을 주는 '당 보충 레시피'가 필요합니다. 이수정 씨(47세)가 오후에 초콜릿 대신 '삶은 달걀+보이차+사과 몇 조각'으로 간식을 바꾼 후 피로감이 줄고 저녁까지 기분 좋게 유지된 사례처럼, '천천히 채우는 탄수화물+단백질 조합'이 중요합니다. 보이차 루틴과 함께하는 당 보충 레시피로는 천천히 흡수되는 고구마+견과류 한 줌, 빠르게 흡수되는 당분과 단백질을 함께 채우는 바나나 반 개+무가당 두유 1잔, 식이섬유와 건강 지방 조합으로 혈당 안정을 돕는 사과 슬라이스+땅콩버터 티스푼 1 등이 있습니다. '당 떨어짐' 응급 루틴 체크리스트를 활용하여 당 떨어지는 시간대를 파악하고, 고당 간식 대신 스마트 조합으로 대응하며, 보이차 한 잔으로 입맛을 정리하는 것이 좋습니다. 지금 당이 떨어졌다면, 초콜릿 대신 보이차 한 잔과 단백질 간식 한 입으로 차분하게 회복해보세요.

나잇살 부르는 간식 습관 피하기

"왜 간식은 조금씩 먹었는데, 배는 점점 나올까요?"

중년 이후 갑자기 늘어나는 뱃살, 즉 '나잇살'은 식사보다도 잘못된 간식 습관에서 시작되는 경우가 많습니다. 조금만 먹었다고 생각하지만, 하루에 쌓이는 작은 간식들이 결국 지방으로 저장되며 복부와 허리에 집중적으로 축적되기 시작합니다. 특히 설탕, 정제 탄수화물, 가공식품 위주의 간식은 혈당을 급격히 올리고, 인슐린 분비를 자극해 지방 축적을 촉진하는 '나잇살 제조기'가 됩니다.

나잇살을 유발하는 간식 습관

- 식사 후 디저트가 습관처럼 따라온다
- 밤 9시 이후 TV 앞에서 과자나 음료를 먹는다
- 스트레스 받을 때 단 음식을 찾는다
- 배는 안 고픈데 입이 심심해서 무언가를 계속 먹는다
- '간식은 별거 아니니까' 하며 무심코 반복

이런 습관은 의식하지 않는 사이, 하루 300500kcal씩 더 먹게 만들고 한 달이면 체지방 12kg 이상이 쌓입

니다.

나잇살을 피하기 위한 간식 습관 전략

  ① '무조건 끊기'가 아니라 '시간 정해두기'
- 하루 1~2회, 오후 3~5시 사이로 한정
- 야식은 반드시 피하고, 저녁 이후 간식은 7시 이전 마감

  ② '허기'와 '입의 욕구'를 구분하기
- 진짜 배고플 땐 단백질 간식
- 심심할 땐 보이차로 입맛을 정리하는 습관화

  ③ 포장 음식보다 '눈으로 보이는 간식' 선택
- 접시에 담아서 먹는 것만으로도 과잉 섭취 억제 효과
- 무심코 손이 가는 봉지 음식은 배보다 입을 채움

  ④ '간식=위로'라는 심리 공식 깨기
- 스트레스 해소 = 음악 듣기, 산책, 일기 쓰기 등
- 감정을 채우는 간식은 반복될수록 중독

【실제 사례: "간식 줄였더니 나잇살도 줄더라고요"】

박정희 씨(59세)는 밤마다 TV를 보며 과자와 맥주, 떡 등을 조금씩 먹는 습관이 있었습니다. 보이차 루틴과 함께 저녁 7시 이후 간식 금지+간식 시간 오후 4시 고정 전략을 실천하며 "2주 만에 허리가 눈에 띄게 줄었고, 자기 전에 속이 편하니 아침 컨디션도 좋아졌어요."라고 말합니다.중년 이후 갑자기 늘어나는 '나잇살'은 식사보다도 잘못된 간식 습관에서 시작되는 경우가 많습니다. 설탕, 정제 탄수화물, 가공식품 위주의 간식은 혈당을 급격히 올리고 인슐린 분비를 자극해 지방 축적을 촉진하는 '나잇살 제조기'가 됩니다. 박정희 씨(59세)가 밤마다 TV를 보며 간식을 먹던 습관을 보이차 루틴과 함께 '저녁 7시 이후 간식 금지+간식 시간 오후 4시 고정' 전략으로 바꾼 후 2주 만에 허리가 눈에 띄게 줄고 아침 컨디션이 좋아진 사례처럼, 간식 습관을 리셋하는 것이 나잇살 관리의 핵심입니다. 나잇살을 피하기 위한 간식 습관 전략으로는 '무조건 끊기'보다 하루 1~2회 오후 3~5시 사이로 시간을 정해두고 야식은 반드시 피하는 것입니다. 또한 진짜 배고픔과 '입의 욕구'를 구분하여, 진짜 허기일 땐 단백질 간식을, 심심할 땐 보이차로 입맛을 정리하는 습관을 들여야 합니다. 포장 음식보다 '눈으로 보이는 간식'을 접시에 담아 먹고, 스트레스 해소 수단을 간식 대신 음악, 산책 등으로 전환하여 '간식=위로'라는 심리 공식을 깨는 것이 중요합니다. 간식이 문제라기보다, 간식의 타이밍과 방식이 문제이므로, 보이차와 함께하는 현명한 간식 루틴으로 바꾸는 것부터 시작해보세요.

3. 나이대별 운동 루틴

40대: 체지방 감량을 위한 걷기 + 근력

"체지방은 줄이고, 근육은 지키는 40대의 전략이 필요합니다"

40대는 몸이 슬금슬금 변하기 시작하는 시기입니다. 예전처럼 먹어도 살이 쉽게 찌고, 조금만 앉아 있어도 허리와 무릎이 뻐근해지죠. 이 시기의 가장 큰 변화는 기초대사량의 급격한 감소입니다. 이는 곧 체지방이 잘 쌓이고, 잘 빠지지 않는 체질로의 변화를 의미합니다. 이때 필요한 운동은 지속 가능한 유산소+근력운동의 병행입니다. 걷기는 가장 쉽고, 실천 가능한 유산소 운동이며, 근력운동은 체지방을 태우고, 근육을 유지하는 데 필수적입니다. 특히 40대에 근육을 잃지 않도록 관리하면 50~60대 이후에도 탄탄한 체력 기반을 유지할 수 있습니다.

【실제 사례: "걷기만 하던 운동에 근력운동을 더하자 변화가 시작됐어요"】

최은경 씨(46세)는 매일 5,000보 이상 걷기를 실천했지만, 체중 변화는 거의 없었습니다. 헬스장에 가는 게 부담스러워 집에서 스쿼트와 벽푸시업 등 간단한 근력운동을 10분 추가하자, 3주 만에 허벅지 라인이 정리되고 체지방률이 줄어들기 시작했습니다. "운동을 더 많이 한 게 아니라, 다르게 한 것뿐인데 몸이 바로 반응했어요."

40대는 체지방이 잘 쌓이고 기초대사량이 급격히 감소하는 시기이므로, 체지방 감량과 근육 유지를 위한 전략적인 운동이 필요합니다. 걷기는 가장 쉽고 실천 가능한 유산소 운동이지만, 최은경 씨(46세)의 사례처럼 근력운동을 병행해야 눈에 띄는 변화를 만들 수 있습니다. 걷기만으로는 체중 변화가 없었지만, 집에서 스쿼트와 벽푸시업 등 10분 근력운동을 추가하자 허벅지 라인이 정리되고 체지방률이 줄어들기 시작했습니다. 40대를 위한 '걷기+근력 루틴' 실천법으로는 하루 7,000보 이상 걷기를 실천하고, 스쿼트, 플랭크, 벽푸시업 등 무리 없는 10분 근력운동을 시작하는 것이 좋습니다. 운동 전 따뜻한 보이차 한 잔은 몸을 데우고 지방 분해를 도와 효과를 높일 수 있습니다. 저녁 식사 전 걷기와 거실에서 하는 스쿼트처럼 일정한 시간에 습관화하면 운동 루틴이 자동화됩니다. 40대는 몸을 바꿀 수 있는 마지막 골든타임이므로, 단 10분이라도 꾸준히 실천하면 변화는 반드시 따라옵니다.

50대: 전신 스트레칭 + 혈액순환 운동

"50대 이후의 운동은 체력을 끌어올리는 것보다 '순환'과 '유연성'을 지키는 것이 먼저입니다."

50대에 접어들면 이전과 달리 근육이 빠르게 감소하고, 혈액순환과 관절의 유연성도 눈에 띄게 저하됩니다. 이때 무리한 유산소나 고강도 운동을 시도하기보다는 전신을 부드럽게 풀어주고 혈류를 개선해주는 스트레칭과 순환 운동이 핵심입니다. 운동 강도보다 더 중요한 건, 규칙적으로 몸을 깨우는 습관입니다. 특히 보이차와 함께 하는 가벼운 움직임은 내장기관을 자극하고, 대사율을 서서히 높이는 데 효과적입니다.

하루 15분 전신 순환 루틴 (보이차 한 잔 후)

① 목·어깨 돌리기 (2분)
- 좌우 회전, 어깨 들썩이기 → 두통, 승모근 뭉침 완화

② 팔 들고 발뒤꿈치 들기 (2분)
- 양손을 위로 들고 까치발로 10초 버티기 × 5회 → 혈류 흐름 + 하체 순환 자극

③ 허리 비틀기+옆구리 늘리기 (3분)
- 좌우 비틀기 + 옆구리 천천히 늘리기 → 복부 순환 + 장 운동 유도

④ 무릎 들기 걷기 (3분)
- 제자리에서 무릎을 높게 들어 걷기 → 심박수 자극 + 무릎 유연성 강화

⑤ 다리 털기+발목 돌리기 (2분)
- 한 발씩 들어 털고, 발목 천천히 회전 → 종아리 혈류 개선 + 부종 예방

보이차 섭취 후 실내에서 간단하게 가능, 아침/저녁 루틴으로 활용 시 하루 컨디션 향상

【실제 사례: "굳은 몸을 푸니까 기분까지 좋아졌어요"】

최선희 씨(57세)는 아침에 일어나면 몸이 뻣뻣하고 손발이 차가웠습니다. 루틴을 시작하며 매일 아침 보이차 한 잔 후 15분 스트레칭과 가벼운 순환 운동을 실천한 결과, "몸이 먼저 일어나고, 기분도 훨씬 맑아졌어요. 이 루틴은 더 이상 운동이 아니라 '하루를 여는 준비'가 됐어요."라고 말합니다. 50대 이후의 운동은 체력 증진보다 순환과 유연성을 지키는 것이 핵심입니다. 이 시기에는 근육 감소와 함께 혈액순환, 관절 유연성이 저하되므로, 무리한 고강도 운동보다는 전신을 부드럽게 풀어주는 스트레칭과 순환 운동이 중요합니다. 최선희 씨(57세)가 매일 아침 보이차 한 잔 후 15분 스트레칭과 가벼운 순환 운동을 실천한 결과, 몸이 가벼워지고 기분까지 맑아진 사례처럼, 보이차와 함께하는 가벼운 움직임은 내장기관을 자극하고 대사율을 서서히 높이는 데 효과적입니다. 50대에 꼭 필요한 운동의 3대 포인트는 전신 스트레칭으

로 부상을 예방하고 유연성을 유지하는 것, 손·발 차가움과 어깨 결림을 완화하는 혈액순환 운동, 그리고 호흡을 중심으로 심폐기능을 안정시키는 것입니다. 하루 15분 전신 순환 루틴으로 목·어깨, 팔, 허리, 무릎, 다리, 발목을 풀어주는 동작들을 실내에서 간단하게 실천하면 하루 컨디션이 향상됩니다. 50대 이후 운동은 기록이 아닌 회복이 목적이므로, 보이차 한 잔과 함께 굳은 몸을 천천히 깨우는 것부터 시작하세요.

60대: 가벼운 요가+호흡 운동

"근육보다 중요한 건 '숨 쉬는 힘'입니다."

60대는 단순히 '운동을 해야 하는 나이'가 아니라 '움직이지 않으면 더 빠르게 퇴화하는 시기'입니다. 이 시기의 운동은 강도보다 지속성, 속도보다 회복력이 핵심입니다. 특히 요가와 호흡 운동은 관절 부담 없이 근육을 이완시키고, 심폐 기능과 집중력을 회복시켜 주는 최고의 운동법입니다. 보이차와 함께하는 명상·요가 루틴은 몸과 마음을 동시에 안정시키며 건강 루틴을 정착시킬 수 있습니다.

60대에게 요가+호흡 운동이 필요한 이유

- 혈액순환 개선 → 손발 저림, 부종 완화
- 관절 가동성 증가 → 낙상 예방, 유연성 향상
- 심리 안정 → 불안감, 우울증 완화
- 복식호흡을 통한 내장기능 회복 + 폐활량 강화

하루 10~15분 요가+호흡 루틴

① 명상 호흡 시작 (2분)

- 바르게 앉아, 코로 천천히 숨 들이마시고 입으로 내쉼 → 복부까지 공기 채워지는 느낌 유지

② 고양이자세+소자세 (3분)

- 등을 말았다 폈다 반복하며 척추 유연성 강화 → 허리·등 통증 완화, 전신 순환 자극

③ 의자 앉아서 상체 비틀기 (2분)

- 의자에 앉아 양손을 허벅지에 놓고 상체만 좌우로 비틀기 → 복부 자극+장 운동 활성화

④ 누워서 다리 당기기 (3분)

- 무릎을 가슴 쪽으로 당겼다 풀기 반복 → 하체 혈류 개선, 골반 안정

⑤ 복식호흡 마무리 (2분)
- 조용한 음악과 함께 4초 들이마시고, 6초 내쉬기 → 심리 안정 + 호흡 인식 훈련

요가는 운동이라기보다, 몸과 마음을 "돌아보는 시간"입니다.

【실제 사례: "숨을 천천히 쉬기 시작했을 뿐인데 달라졌어요"】

김정옥 씨(65세)는 예전엔 몸을 많이 움직이면 피로감이 더 커져 운동 자체를 꺼려했습니다. 하지만 유튜브로 따라하는 10분 요가와 보이차 한 잔을 루틴으로 만든 후, "숨이 길어지고, 걸음이 편해졌어요. 전엔 걷기조차 버거웠는데, 지금은 '내 몸이 회복되고 있구나' 느낄 수 있어요."라고 전했습니다. 60대는 움직이지 않으면 더 빠르게 퇴화하는 시기이므로, 운동은 강도보다 지속성과 회복력이 핵심입니다. 특히 요가와 호흡 운동은 관절 부담 없이 근육을 이완시키고 심폐 기능과 집중력을 회복시켜주는 최고의 운동법입니다. 보이차와 함께하는 명상·요가 루틴은 몸과 마음을 동시에 안정시키며 건강 루틴을

정착시킬 수 있습니다. 김정옥 씨(65세)가 10분 요가와 보이차 루틴을 시작한 후 '숨이 길어지고, 걸음이 편해졌다'고 말한 사례처럼, 60대에게 요가와 호흡 운동은 혈액순환 개선, 관절 가동성 증가, 심리 안정, 내장기능 회복 등 다양한 효과를 가져옵니다. 하루 10~15분 요가+호흡 루틴으로 명상 호흡, 고양이-소자세, 상체 비틀기, 누워서 다리 당기기 등을 무리하지 않는 선에서 진행하고, 복식호흡으로 마무리하는 것이 좋습니다. 일어나기 전이나 잠자기 전에 활용하면 수면과 기상 루틴에 효과적이며, 보이차 섭취 후 따뜻해진 몸 상태에서 시작하면 더욱 좋습니다. 60대의 운동은 땀을 흘리기보다 호흡을 정돈하고, 관절을 부드럽게 움직이는 것에서 시작되므로, 한 호흡을 천천히 들이마시며 시작해보세요.

계단 오르기, 마당 운동 등 생활형 실천

"운동은 헬스장에 가야만 하는 게 아닙니다. 지금 내 일상 속에도 충분히 기회가 있습니다."

"운동할 시간이 없어요." 많은 사람들이 건강을 위해 운동해야 한다는 걸 알지만, 바쁜 일정, 귀찮음, 피로감

때문에 미루는 경우가 많습니다. 그러나 꼭 시간을 내서, 장소를 정해서 운동해야만 하는 것은 아닙니다. 중년 이후 건강관리는 오히려 생활 속에서 자연스럽게 움직임을 늘리는 것이 더 효과적일 수 있습니다. 바로 '생활형 운동 습관화'입니다.

생활형 실천이 중요한 이유

- 꾸준함: 별도 시간 없이 매일 반복 가능
- 실천력 ↑: 도구나 장소 제한 없음
- 피로 누적 ↓: 짧은 시간으로도 운동 효과
- 대사 자극 + 혈류 순환+근육 유지 가능

누구나 할 수 있는 생활형 운동 예시

① 계단 오르기 (3~5층 이하)

- 하루 2~3회 반복하면 유산소+하체 근력 동시 강화
- 승강기 대신 계단 선택 → 무릎은 천천히 사용

② 마당 쓸기, 빨래 널기, 설거지 후 스트레칭

- 일상 활동 속 자세 인식 + 코어 자극
- 무릎 굽히기, 허리 세우기 등을 의식하면서 동작 반복

③ TV 보며 제자리 걷기 10분

- 콘텐츠 보며 무의식적 걷기 가능
- 보이차 마신 후 몸이 따뜻할 때 활용하면 효과↑

④ 외출 시 일부 구간은 걷기

- 버스 정류장 1~2개 먼저 내려 걷기
- 쇼핑 중 주차장 대신 먼 거리 주차

⑤ 아침 해 뜰 때 5분 햇볕 쐬며 걷기

- 수면 리듬 조절+정신 안정+가벼운 운동

【실제 사례: "계단 오르기만으로도 배가 들어갔어요"】

　김광희 씨(62세)는 따로 운동할 시간이 없어 고민이었습니다. 그러다 '엘리베이터 대신 계단 오르기'를 하루 3회 실천했고, "처음엔 숨이 찼지만, 2주 지나니 하체가 가벼워지고 아랫배가 덜 나온 걸 눈으로 확인할 수 있었어요. 지금은 자연스럽게 운동처럼 느껴져요."라고 말합니다.운동할 시간이 없다는 핑계로 건강 관리를 미루기보다, '생활형 운동 습관화'를 통해 일상 속에서 자연스럽게 움직임을 늘리는 것이 중년 이후 건강 관리에 더 효과적일 수 있습니다. 이는 별도 시간 없이 매일 반복 가능하고, 도구나 장소의 제약이 없으며, 피로 누적 없이 대사 자극과 혈류 순환, 근육 유지가 가능하기 때문입니다. 김광희 씨(62세)가 '엘리베이터 대신 계단 오르기'를 하루 3회 실천하여 배가 들어가고 하체가 가벼워진 사례처럼, 누구나 할 수 있는 생활형 운동은 효과적입니다. 누구나 할 수 있는 생활형 운동으로는 계단 오르기, 마당 쓸기, 빨래 널기 등 일상 활동 속에서 자세를 의식하는 동작, TV 보며 제자리 걷기, 외출 시 한 정거장 먼저 내려 걷기, 아침 햇볕 쬐며 걷기 등이 있습니다. '시간'보다 '횟수' 중심으로 계획을 세우고, 보이차를 마신 후 몸이 따뜻해졌을 때 시도하며, 짧아도 매일 반복하는 '무조건 10분' 규칙을 지키는 것이 중요합니다. 가장 좋은 운동은 지금 바로 할 수 있는 그 동작입니다.

실내에서 가능한 10분 루틴 운동

"바쁘고 피곤한 날에도, 딱 10분이면 충분합니다."

"운동은 해야겠는데, 밖에 나가긴 귀찮고 시간도 없어

요." 이런 상황은 누구에게나 익숙합니다. 하지만 운동은 장소와 시간이 아니라 '지속 가능한 방식'이 훨씬 중요합니다. 특히 중년 이후에는 집 안에서 쉽게 할 수 있는 짧은 루틴 운동이 건강을 유지하는 가장 현실적이고 효과적인 방법입니다.단 10분, 매일 실천할 수 있다면 걷기보다 좋은 실내 루틴 운동이 될 수 있습니다.

실내 10분 루틴 운동이 좋은 이유
- 짧은 시간 투자로도 전신 순환과 근력 자극 가능
- 날씨, 시간, 장소 제약 없이 언제든 실천
- 관절에 무리 없고, 부상 위험 낮음
- 보이차와 함께하면 운동 효과+대사 촉진 시너지

하루 10분 실내 루틴 운동 프로그램
준비물: 매트 또는 러그, 물 한 컵, 편한 복장
①제자리 걷기 (2분)
- 가볍게 발을 들어 올리며 걷기 → 심박수 상승+몸 풀기
  의자 스쿼트 (1분)
- 등 뒤에 의자를 두고 앉았다 일어나기×15회 → 허벅지, 엉덩

이 근력 강화

②팔 벌려 돌리기+가슴 열기 (2분)
- 양팔을 크게 원을 그리며 돌리기 → 어깨 유연성 + 호흡 개선

③무릎 당기며 복부 자극 (2분)

④한쪽 무릎을 양손으로 끌어안고 당기기
- 좌우 교차, 복근과 골반 스트레칭

⑤정지 자세+복식호흡 (3분)
- 다리를 벌리고 바르게 선 상태에서
- 눈을 감고 5초 들숨 + 5초 날숨 반복

보이차를 마신 후 몸이 따뜻해졌을 때 진행하면 더 효과적입니다.

【실제 사례: "운동은 못 해도 이건 매일 해요"】
최영숙 씨(64세)는 '운동이 싫다'는 이유로 건강 관리

를 미뤄왔습니다. 그러다 우연히 접한 '실내 10분 루틴'을 따라 하기 시작했고, "잠옷 입고 해도 되고, 움직이다 보면 몸이 개운해져서 하루를 시작하기 쉬워졌어요. 지금은 보이차 한 잔 마시고 10분 운동하는 게 일상이 됐어요."라고 말합니다. 바쁘고 피곤한 날에도 '딱 10분'이면 충분한 실내 루틴 운동은 중년 건강을 유지하는 가장 현실적이고 효과적인 방법입니다. 단 10분이라도 매일 실천할 수 있다면 전신 순환과 근력 자극이 가능하고, 날씨, 시간, 장소 제약 없이 언제든 할 수 있으며, 관절에 무리가 없고 부상 위험이 낮습니다. 보이차와 함께 하면 운동 효과와 대사 촉진 시너지를 얻을 수 있습니다. '운동이 싫다'고 건강 관리를 미뤄왔던 최영숙 씨(64세)가 우연히 접한 '실내 10분 루틴'을 따라 하기 시작한 후 몸이 개운해지고 일상이 된 사례처럼, 운동은 거창할 필요 없습니다. 하루 10분 실내 루틴 운동 프로그램으로는 제자리 걷기(2분)로 심박수를 높이고, 의자 스쿼트(1분)로 하체 근력을 강화하며, 팔 벌려 돌리기(2분)로 어깨 유연성을 높이고, *무릎 당기기(2분)로 복근과 골반을 스트레칭하며, 복식호흡(3분)으로 심신을 안정시키는 것이 좋습니다. 아침 또는 저녁, 하루 한 번 고정된 시간에 진행하고, 보이차를 마신 후 몸이 따뜻해졌을 때 시작하면 더 효과적입니다. 매일 짧게 실천 가능한 10분이 당신의 혈관을 깨우고, 관절을 보호하며, 마음까지 다독여 줄 것입니다.

4. 마인드 루틴까지 챙겨야 진짜 변화

습관을 만드는 힘은 반복에서 나온다

"습관은 재능이 아니라 기술입니다"

 습관을 만드는 데 특별한 의지가 필요한 것은 아닙니다. 오히려 작고 반복 가능한 행동을 꾸준히 실천하는 것, 그것이 바로 '습관화'의 핵심입니다. 뇌는 반복되는 행동을 자동화하며, 하루 1~2회 반복된 루틴이 21일 이상 지속되면 무의식적 행동으로 자리잡습니다. 즉, 습관이란 단순한 반복이 '내 삶의 리듬'이 되는 과정입니다. 보이차도 마찬가지입니다. 처음에는 '챙겨 마셔야 한다'는 의식이 들지만, 시간이 지나면 하루를 여는 신호,

식후 정리의 시간, 자기 전 마음을 가라앉히는 의식처럼 자연스럽게 녹아듭니다. 그것이 바로 변화가 지속되는 기반이 됩니다.

【실제 사례: "보이차 한 잔이 내 하루를 정리하는 리듬이 됐어요"】

이은주 씨(58세)는 보이차 루틴을 처음 시작했을 때, '언제 마셔야 하지?'라는 생각에 오히려 스트레스를 받았습니다. 하지만 첫 주 동안 아침 기상 후와 점심 식사 후라는 '두 고정 시간대'를 정해 마시기 시작하면서, "이젠 알람 없이도 보이차가 떠오르고, 그 시간이 되면 자동으로 물을 끓이고 있어요"라고 말합니다. 습관이 만들어진 지금은 마치 양치질처럼 의식하지 않아도 자연스럽게 실천되는 단계에 도달했습니다. 변화를 만든 사람들의 비밀은 거창한 목표보다, 작은 반복의 힘을 믿는 것입니다. 이은주 씨(58세)의 사례처럼, 처음엔 스트레스로 느껴지던 보이차 마시기도 '두 고정 시간대'를 정해 꾸준히 반복하자 저절로 몸에 익는 자연스러운 일상이 되었습니다. 이처럼 습관은 능력이 아니라 기술이며, 이 기술을 만들기 위해서는 매일 같은 시간대에 실천하여 뇌가 자동적으로 연결하게 만들고, 캘린더에 체크하는 등 눈에 보이는 작은 성취 표시로 동기를 강화하며, 작은 반복이 결국 큰 변화를 만든다는 믿음을 가지는 것이 중요합니다. 보이차 한 잔이든 걷기 10분이든, 이 작고 단순한 루틴을 매일 같은 시간에 반복해 보세요. 이것이 바로 당신의 몸과 마음을 바꾸는 강력한 도구가 됩니다.

오늘 실패해도 내일 다시 시작하면 된다

"하루쯤 무너졌다고요? 괜찮습니다. 내일 다시 시작할 수 있다면, 우리는 아직 충분히 잘하고 있는 겁니다."

보이차 루틴을 잘 따라오던 중 하루쯤은 갑자기 과식을 하거나, 간식을 참지 못하거나, 운동을 거르고 침대에 누워버리는 날이 있습니다. 그럴 때 많은 분들이 이렇게 생각합니다. "아, 또 실패했어. 난 역시 안 되는 사람이야." 하지만 진짜 습관을 가진 사람은 '계속 잘하는 사람'이 아니라 '실수해도 다시 시작하는 사람'입니다. 습관은 실패하지 않는 완벽함이 아니라, 회복하는 힘에서 만들어집니다.

왜 우리는 '실패'에 예민할까?
- 목표를 너무 완벽하게 세운 경우
- 작은 실수에 큰 자책을 느끼는 성향
- 과거 다이어트 실패 경험이 누적되어 있는 경우
- 비교 습관 → 남보다 뒤처진다는 생각

하지만 변화는 '실수 없는 사람'이 아니라 '실수에도 다시 돌아올 줄 아는 사람'에게 찾아옵니다.

다시 시작하는 마인드 리셋 전략

① 실패를 '멈춤'이 아닌 '휴식'으로 해석하자
- 하루 빠졌다고 루틴이 사라지는 게 아님
- 오히려 '쉼이 있어야 오래 간다'는 사실 인정

② "지금이라도 다시"가 진짜 실행력이다
- 밤 10시라도 물 한 잔, 보이차 한 잔 마시기
- 운동 못했으면 5분 스트레칭으로 마무리

③ 실패한 이유보다, 다시 돌아온 나에게 초점을 맞추자

- 자책보다 회복에 집중, 내가 돌아온 게 중요

④ 실수한 날일수록, 내 몸을 돌보는 '작은 행동' 1가지 하기
- 예: 보이차 마시기, 일기 쓰기, 다리 올리고 쉬기

【실제 사례: "예전 같았으면 포기했을 거예요"】

정서윤 씨(50세)는 루틴 15일차에 회식과 야식으로 하루를 망쳤다고 느꼈습니다. 예전 같았으면 "이제 다 끝났어"라는 생각으로 포기했을 텐데, 이번엔 "오늘은 쉴 거야. 내일 아침 다시 보이차 한 잔부터 시작하자." 그 한 마디로 루틴을 지켜냈고, "처음으로 '나는 다시 돌아올 수 있는 사람이구나' 하는 확신이 생겼어요. 그게 진짜 변화였어요."라고 전했습니다. 변화를 이루는 사람은 항상 성공만 해온 사람이 아닙니다. 실패해도 다시 돌아오는 힘, 그 회복탄력성이 결국 건강과 습관, 인생을 바꿉니다. 정서윤 씨(50세)의 사례처럼, 하루를 망쳤다는 생각에 포기하는 대신 실패를 '멈춤'이 아닌 '휴식'으로 해석하고 다음 날 다시 시작하는 마음가짐이 중요합니다.

이처럼 진짜 실행력은 완벽함이 아니라 '지금이라도 다시' 시작하는 데서 나옵니다. 실패한 날일수록 보이차 한 잔처럼 몸을 돌보는 작은 행동 한 가지를 실천하는 것이 좋습니다. 오늘 하루 어그러졌다면 괜찮습니다. 내일 아침, 따뜻한 보이차 한 잔으로 당신은 다시 원위치에 설 수 있습니다.

'건강해지고 있는 나'를 매일 상상하라

"습관은 반복으로 만들어지고, 변화는 '이미 바뀐 나'를 상상할 수 있을 때 시작됩니다."

루틴을 오래 유지하는 사람들의 공통점은 몸이 바뀌기 전에, 마음속에 먼저 '바뀐 내 모습'을 그리고 있다는 것입니다. 건강 루틴이 지겨워지고, 중간에 포기하고 싶을 때마다 그들은 자신에게 이렇게 말합니다. "나는 매일 조금씩 건강해지고 있어." "이 루틴은 내 삶을 바꾸고 있어." '나는 지금도 충분히 잘하고 있고, 더 좋아질 수 있다'는 믿음. 그 믿음이 하루 한 잔의 보이차, 한 번의 스트레칭을 반복하게 합니다. 그리고 마침내, 상상했던 모습에 가까워지게 만드는 원동력이 됩니다.

왜 '마음속 상상'이 중요한가?
- 의지는 흔들려도 이미지 기억은 오래 남는다
- 스트레스를 받을 때 '포기' 대신 '기억된 목표'로 복귀
- 뇌는 실제와 상상을 구분하지 않음 → 이미 실천한 것처럼 각인됨
- 상상한 모습에 가까운 선택을 하게 되는 심리 작용

하루 3분 '건강한 나 상상하기' 루틴

① 조용한 공간에서 눈을 감는다 (아침 or 자기 전) - 보이차 한 잔과 함께 앉은 상태로 시작

② 바뀐 나의 모습 하나를 떠올린다 - 예: 붓기 빠진 얼굴, 잘 맞는 옷, 활기찬 표정

③ 그 모습으로 하루를 보내는 상상을 한다
- 아침에 개운하게 일어남
- 점심에 무겁지 않은 식사
- 거울을 보며 미소 짓는 모습

④ 마음속으로 말한다
- "나는 건강해지고 있다"
- "나는 나를 돌보고 있다"

이 짧은 상상만으로도 하루의 선택이 바뀌기 시작합니다.

【실제 사례: "상상 속 모습이 현실이 됐어요"】

박주희 씨(52세)는 몸무게보다 더 중요한 목표가 있었습니다. "사람들 앞에서 당당하게 옷을 입고 서고 싶다"는 마음이었죠. 그녀는 매일 보이차를 마시며 눈을 감고 그 모습의 자신을 그려보았습니다. "그날그날 바뀌는 체중보다, 머릿속 이미지가 더 크게 저를 이끌었어요. 결국 그 모습에 가까워지니, 루틴이 즐거워졌죠." 습관을 바꾸는 것은 어렵지만, 그 습관을 꾸준히 유지하는 나의 모습을 상상하는 것은 어렵지 않습니다. 박주희 씨(52세)의 사례처럼, 매일 보이차를 마시며 건강해진 자신의 모습을 구체적으로 상상하는 것이 변화를 이끄는 강력한 원동력이 됩니다. 뇌는 상상과 현실을 구분하지 않기에, 이러한 '마음속 상상'은 흔들리는 의지를 붙잡고, 상상 속

모습에 가까운 선택을 하도록 이끄는 역할을 합니다. 오늘 하루, 거울을 보며 '이 루틴이 나를 어디로 데려갈지' 상상해보세요. 그리고 "이미 나는 변화하고 있다"는 확신을 가져보세요. 당신은 매일, 조금씩 건강해지고 있습니다.

작은 성취감이 건강을 이끈다

"건강은 하루아침에 만들어지지 않습니다. 하지만 작은 성공이 쌓이면, 어느 날 큰 변화로 돌아옵니다."

보이차 루틴을 실천하다 보면 "아직 체중은 그대로인데…" "눈에 보이는 변화가 없는데…" 라는 생각에 동기부여가 떨어질 수 있습니다. 하지만 변화는 숫자가 아니라, '작은 성취감을 얼마나 자주 경험하느냐'로 결정됩니다. 매일 아침 정해진 시간에 보이차를 마셨다면, 식후 군것질을 참았다면, 5분이라도 스트레칭을 했다면, 그 하나하나가 당신 몸과 뇌에 '성공'으로 기억됩니다.

왜 작은 성취가 중요한가?
- 도파민 분비 → 뇌가 "잘했다"고 기억

- 성취 → 반복 → 습관화 → 지속 가능성 증가
- 실패에 민감한 뇌를 안정시키는 심리적 보상 작용

크게 하지 않아도 좋습니다. "계속할 수 있는 작고 쉬운 성공"이 핵심입니다.

【실제 사례: "이게 뭐라고 이렇게 뿌듯하죠?"】

홍상민 씨(56세)는 "운동을 1시간 못 하면 안 한 거나 마찬가지"라는 생각이 강했습니다. 하지만 루틴을 시작하며 '딱 5분만 해보자', '오늘은 보이차 한 잔만 지키자'라는 기준을 정했고, "작은 걸 했을 뿐인데, '나도 해냈다'는 감정이 하루 종일 기분을 좋게 만들었어요. 그게 다음 실천으로 자연스럽게 연결되더라고요." 큰 성공은 작은 실천을 놓치지 않는 사람에게 찾아옵니다. 홍상민 씨(56세)의 사례처럼, 1시간 운동을 못 하면 실패라고 생각했던 마음을 바꾸어 '5분 스트레칭', '보이차 한 잔 마시기'와 같은 작고 쉬운 성공을 실천하는 것이 중요합니다. 이처럼 작은 성취는 우리 뇌에 '잘했다'는 심리적 보상을 주어 다음 실천으로 자연스럽게 이어지게 만듭니다. 오늘 하루, 사소해 보이더라도 '내가 해냈다'는 뿌듯함을 느낄 수 있는 행동 하나만 실천해보세요. 그 만족감은 당신의 건강한 삶을 만들어 줄 것입니다.

일기 쓰듯 기록하라: 나만의 건강 다이어리

"기억은 흐려지지만, 기록은 쌓입니다. 오늘의 작은 메모가 내일의 큰 동기부여가 됩니다."

습관을 만드는 데 있어 가장 강력한 도구 중 하나는 바로 '기록', 즉 자기만의 건강 다이어리를 쓰는 것입니다. 보이차를 언제 마셨는지, 어떤 기분이었는지, 오늘 실천한 루틴은 무엇이었는지를 짧게라도 남기면 몸뿐 아니라 마음까지 변화의 흐름을 스스로 확인할 수 있게 됩니다. 특히 중년 이후에는 기억보다는 기록 기반 루틴이 효과적입니다. 기록은 단순한 체크가 아니라, 자기 몸에 대한 관심과 사랑을 표현하는 행위이기 때문입니다.

왜 건강 다이어리가 도움이 될까?
- 실천 여부를 스스로 확인 → 성과 자각
- 감정과 몸 상태의 변화 추적 가능

- 실패한 날에도 돌아올 수 있는 '기록 기반 복귀점' 역할
- 습관화 → 시각화 → 동기 강화의 선순환 작용

기록하지 않으면, 우리는 얼마나 잘하고 있는지를 쉽게 잊게 됩니다.

나만의 건강 다이어리 작성법

① 하루 5줄로 시작하기 (너무 길 필요 없음)
- 오늘 마신 보이차 시간 & 횟수
- 식사 시간/내용 간단히
- 기분 체크 (예: 기운 있었다 / 불안했다 등)
- 실천한 루틴 1가지내 몸 상태 한줄 (예: 속이 편했다 / 붓기 줄었다 등)

② 매주 일요일, 한 줄 회고 쓰기
- "이번 주 내가 잘한 것 1가지"
- "다음 주 유지하고 싶은 습관 1가지"

③ 예쁜 노트 or 스마트폰 메모앱 사용

- 눈에 잘 보이는 위치에 두기
- 체크리스트 형식 + 문장 혼합도 OK

【실제 사례: "기록하니 멈출 수가 없더라고요"】

양지은 씨(51세)는 항상 다이어트를 시작했다 중단하기를 반복했습니다. 그러다 이번에는 보이차와 함께 '매일 한 줄 다이어리'를 시작했습니다. "체중이 아니라 '내가 오늘 잘한 것'에 집중하니 실천이 훨씬 쉬워졌어요. 기록을 안 하면 오히려 허전할 만큼 습관이 됐죠." 건강한 변화는 '기록'에서 시작됩니다. 양지은 씨(51세)의 사례처럼, 체중 같은 숫자 대신 '내가 오늘 잘한 것'을 중심으로 기록하면 실천을 지속하는 강력한 동기부여가 됩니다. 기록은 단순한 체크가 아니라, 우리가 얼마나 잘하고 있는지를 스스로 확인하고, 변화의 흐름을 눈으로 보게 하는 중요한 도구입니다. 하루 5줄로 시작하거나, 스마트폰 메모앱을 활용하는 등 나에게 맞는 방법으로 건강 다이어리를 작성해 보세요. 오늘의 작은 메모 하나가 내일의 꾸준함을 만드는 힘이 될 것입니다.

"보이차 + α, 이제 당신의 건강 루틴이 완성되었습니다."

건강은 목적지가 아니라 여행입니다. 보이차 한 잔으로 시작된 여러분의 건강 여행이 이제 식습관과 운동, 마인드까지 아우르는 종합적인 웰빙 라이프스타일로 발전했습니다.기억하세요. 변화는 하루아침에 오지 않지만, 작은 실천들이 쌓이면 1년 후에는 완전히 다른 당신을 만날 수 있습니다. 지금까지 잘 따라와 주신 여러분께 박수를 보냅니다.

"오늘도 한 잔의 보이차처럼, 깊이 있고 지속 가능한 건강을 만들어가세요."

다음 장에서 실제로 보이차 루틴과 통합 건강법을 실천한 사람들의 생생한 후기와 다양한 상황별 응용 사례들을 만나보겠습니다. 여러분과 비슷한 고민을 가진 분들의 성공 이야기에서 더 구체적인 영감과 실천 방법을 찾아보시기 바랍니다.

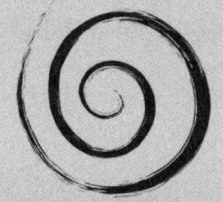

제 5 장

보이차로 변화된 사람들의 이야기

진짜 변화는 타인의 이야기에서 시작된다

"이론은 이미 충분히 알았습니다.

이제 진짜 변화를 경험한 사람들의 목소리를 들어보세요."

지금까지 4개의 장에 걸쳐 보이차의 효능부터 30일 루틴, 식습관과 운동까지 체계적으로 알아보았습니다. 아마 많은 분들이 "이론은 이제 충분히 이해했는데, 정말 효과가 있을까?"라는 마지막 의문을 품고 계실 것입니다.이 장은 바로 그 의문에 대한 답입니다.보이차 루틴을 실제로 30일, 90일, 1년 동안 실천한 사람들의 생생한 이야기를 통해 당신도 "나도 할 수 있겠다"는 확신을 얻게 될 것입니다.

왜 다른 사람들의 이야기가 중요할까요?

첫째, 현실성을 확인할 수 있습니다. 책에서 말하는 이론적 효과가 실제 일상에서도 가능한지, 바쁜 직장인도, 육아맘도, 은퇴자도 정말 실천할 수 있는지를 확인할 수 있습니다.

둘째, 나와 비슷한 상황의 사례를 찾을 수 있습니다. 40대

직장인, 50대 주부, 60대 은퇴자… 각자의 생활패턴과 고민이 다르듯, 보이차 루틴을 적용하는 방식도 달라야 합니다.

셋째, 예상하지 못한 변화까지 미리 알 수 있습니다. 체중 감량만 기대했는데 수면이 좋아졌다거나, 소화만 개선되길 바랐는데 기분까지 좋아졌다는 '보너스 효과'들을 미리 경험할 수 있습니다.

넷째, 실패와 극복 과정을 공유받을 수 있습니다. 완벽한 성공담이 아닌, 중간에 포기하고 싶었던 순간, 슬럼프를 겪었던 시기, 그리고 어떻게 다시 일어났는지의 과정까지 솔직하게 들어볼 수 있습니다.중요한 것은 이 모든 이야기가 '평범한 사람들'의 경험이라는 점입니다. 특별한 의지력이나 완벽한 환경을 가진 사람들이 아닙니다. 바쁘고, 때로는 게으르고, 실패도 하고, 다시 시작하기를 반복하는 우리와 같은 사람들입니다.그들의 이야기를 통해 당신도 "나만의 보이차 스토리"를 써 내려갈 용기와 방법을 찾게 될 것입니다. 지금부터 시작되는 것은 이론이 아닌 경험, 계획이 아닌 현실, 그리고 가능성이 아닌 증명입니다.

1. 30일 실천자들의 솔직 후기

체중보다 기분이 먼저 달라졌어요

"살이 빠지기 전에, 내가 먼저 가벼워졌어요"

다이어트나 건강 루틴을 시작하면 많은 분들이 체중계 숫자부터 확인합니다. 하지만 실제로 30일 보이차 루틴을 실천한 사람들은 공통적으로 말합니다. "몸무게보다 먼저, 기분이 달라졌어요." 이건 단순히 기분 탓이 아닙니다. 보이차의 항산화 성분과 디톡스 효과, 수분 순환 개선은 뇌와 몸의 활력을 높여주며, 하루 루틴을 만든다는 자기 통제감은 정신적으로 안정감과 만족감을 높여줍니다. 몸이 가벼워지기 전에, 마음이 먼저 정돈되는 것.

그것이 바로 지속 가능한 건강 루틴의 시작이자 동기가 됩니다.

【실제 사례: "달라진 건 숫자가 아니라 내 기분이었어요"】

김보라 씨(41세)는 다이어트를 여러 번 시도해봤지만 번번이 실패했습니다. 이번엔 욕심을 버리고 '보이차만 하루 2잔 마시기'라는 간단한 루틴을 실천했죠. 그 결과 일주일쯤 지나자 "아침에 눈을 떴을 때 느껴지는 개운함과, 자기 전에 차 한 잔으로 하루를 마무리하는 안정감"이 생겼다고 말합니다. "체중은 0.5kg밖에 안 빠졌는데, 몸이 덜 붓고 마음이 가라앉으니까 '아, 나 잘하고 있구나'라는 생각이 들었어요." 보이차 루틴은 숫자보다 기분의 변화가 먼저 오는 건강법입니다. 김보라 씨(41세)의 사례처럼, 체중 변화는 미미했지만 아침에 느껴지는 개운함과 하루를 마무리하는 안정감 등 몸의 감각 변화를 통해 '잘하고 있다'는 자기 확신을 얻게 됩니다. 이러한 감각에 집중하고 긍정적인 느낌을 성공의 기준으로 삼는 것이 루틴을 지속하는 큰 힘이 됩니다. 마음이 정리되면 몸이 따라오고, 작은 루틴을 꾸준히 지켜낸 그 자부심이 당신을 더 건강하게 만들어줄 것입니다.

나잇살이 줄어들며 옷이 달라졌어요

"옷이 헐렁해졌을 때, 내 몸이 바뀌고 있다는 걸 진짜 실감했어요."

다이어트를 결심하게 되는 가장 솔직한 이유 중 하나는 "예전처럼 옷이 안 맞는다"는 자각일 것입니다. 특히 중년이 되면 복부와 옆구리, 등살 등 '자존심을 건드리는 부분'부터 살이 찌기 시작합니다. 하지만 체중계 숫자는 크게 줄지 않아도, 보이차 루틴을 꾸준히 실천하면 몸의 라인이 서서히 바뀌기 시작합니다. 바로 '나잇살'이라고 불리는 느슨해진 체지방이 빠지면서 옷맵시가 달라지고, 거울 앞에서 자신감을 되찾게 되는 것입니다.

실천 후기: 30일 전과 후, 가장 큰 변화는 '핏'

박은영 씨(53세)는 말합니다. "체중은 1.8kg 줄었을 뿐인데 전에는 안 들어가던 바지가 다시 맞기 시작했어요. 뱃살이 들어가니까 셔츠도 단정하게 잠기고, 뒷모습도 훨씬 정돈된 느낌이더라고요." 그녀는 특별한 운동 없이 하루 3잔의 보이차+저녁 식사량 줄이기+밤 간식 끊기 단 세 가지 루틴만 지켰다고 합니다. "몸무게보다 거울 속 옷 핏이 바뀌니까 더 이상 포기할 수 없겠다는 생각이 들었어요." 큰 체중 변화가 없어도, 몸의 라인이 바뀌며 옷맵시가 달라지는 것이 나잇살 관리의 핵심입니다. 박은영 씨(53세)의 사례처럼, 1.8kg만 줄었음에도 전에 안 맞던 바지가 다시 맞고 셔츠 핏이 달라지는 등 눈으로 보이는 변화가 큰 동기부여가 됩니다. 이처럼 보이차 루틴은 몸이 가벼워지고 마음이 정리되면 입는 옷과 걷는 자세까지 달라지게 만듭니다. 하루 한 잔의 보이차와 작은 루틴이 당신의 옷을, 그리고 자신감을 다시 채워줄 수 있습니다. 옷이 달라졌다면, 몸도 바뀌고 있는 중이며, 이는 결코 작지 않은 성공입니다.

화장실이 편해졌어요

"매일 아침, 자연스럽게 화장실에 간다는 게 이렇게 기분 좋은 일인지 몰랐어요."

중년 이후 많은 사람들이 겪는 불편 중 하나는 바로 배변 문제입니다. 아무리 물을 마셔도, 야채를 먹어도, 변비와 더부룩함, 소화불량이 일상이 되어버린 분들이 많습니다. 하지만 보이차를 하루에 2~3잔씩 꾸준히 마신 사람들 중 가장 자주 언급한 효과는 바로 "화장실이 달라졌다", "속이 편해졌다"는 체감입니다. 보이차 속 갈산$^{Gallic\ acid}$과 미생물 발효 성분이 장내 환경을 정리하고, 부드러운 배변을 유도해주기 때문입니다.

실천 후기: "속이 가벼워지니 몸도 가벼워졌어요"

최정희 씨(58세)는 30년 넘게 아침마다 힘든 화장실 루틴에 지쳐 있었습니다. "좋다는 요구르트, 차, 식이섬유 다 먹어봤는데 확실하게 바뀌었던 건 보이차였어요. 아침에 따뜻하게 마신 후, 30분 안에 신호가 오더라고요. 게다가 냄새나 느낌도 훨씬 깔끔하고요." 그녀는 아침 공복에 연하게 우린 보이차 한 잔을 매일 마시는 것만으로도 장이 한결 가볍고, 뱃속이 정리되는 걸 느꼈다고 말합니다. 장 건강은 단순히 '쾌변'을 넘어 면역력, 감정 안정까지 연결됩니다. 30년 넘게 배변 문제로 지쳐있던 최정희 씨(58세)의 사례처럼, 아침 공복에 마시는 보이차 한 잔이 장을 자극하고 부드러운 배변을 유도하는 데 도움을 주었습니다. 보이차 속 갈산 성분이 장내 환경을 정리해주고, 매일 같은 시간대에 루틴을 지키면 몸이 스스로 배변 시계를 기억하게 됩니다. 오늘도 아침에 보이차 한 잔을 천천히 마시고, 내 몸의 리듬을 느껴보세요. 당신의 화장실은 달라질 수 있고, 그 변화는 당신의 삶까지 바꿉니다.

얼굴 붓기가 빠지고 밝아졌어요

"화장 전에 거울을 보는데, 눈가가 가볍고 턱선이 정리된 걸 보고 깜짝 놀랐어요."

중년 이후, 아침마다 거울 앞에서 가장 먼저 확인하게 되는 건 '오늘도 붓기가 심하진 않을까?' 하는 걱정입니다. 특히 전날 늦은 식사나 야식, 짠 음식 등을 섭취한 다음 날엔 눈두덩이, 볼, 턱 주변까지 붓고 무거운 얼굴을 마주하게 되죠. 하지만 보이차 루틴을 실천한 분들 중 눈에 띄는 변화로 가장 많이 언급한 것 중 하나가 바로 "아침 얼굴이 달라졌다", 즉 붓기가 사라지고 얼굴선이 정리되었다는 경험입니다.

실천 후기: "부은 얼굴 대신 맑은 얼굴로 하루를 시작해요"

김진아 씨(48세)는 "매일 아침 세수보다 '붓기 빠지기'를 먼저 기다리는 게 일상이었다"고 말합니다. "전에는 얼굴이 무거워 보이고 메이크업도 잘 안 받았어요. 그런데 보이차 루틴 2주쯤 지나면서부터는 아침 거울에서 확실히 '얼굴이 맑아졌다'는 느낌이 들었어요. 눈 주변이 가볍고, 턱도 덜 무겁고요."그녀는 저녁 식사 후 1잔의 보이차, 아침 공복 보이차 루틴을 꾸준히 실천한 덕분에 얼굴 붓기 뿐만 아니라 전체적인 부종이 줄고 몸도 가벼워졌다고 전합니다.

붓기 하나 빠졌을 뿐인데, 하루가 가벼워지고 기분이 달라집니다. 김진아 씨(48세)의 사례처럼, 보이차 루틴 2주 만에 아침 얼굴이 맑아지고 턱선이 정리되는 것을 경험할 수 있습니다. 보이차는 이뇨 작용을 활성화하고 혈액순환을 개선하여 밤새 쌓인 노폐물을 배출하는 데 도움을 줍니다. 이처럼 보이차는 얼굴의 부기뿐만 아니라 몸 전체의 무거움을 덜어주는 자연 순환의 열쇠입니다. 오늘도 아침 보이차 한 잔으로 당신의 얼굴에, 하루에, 빛을 더해보세요.

다시 아침이 기다려지는 삶

"전엔 아침이 두려웠어요. 지금은 하루를 여는 시간이 기다려져요."

보이차 루틴을 실천하기 전, 많은 분들이 공통적으로 겪는 것이 무거운 기상과 시작부터 피곤한 아침입니다. 잠은 잤지만 개운하지 않고, 얼굴은 부어 있고, 속은 더부룩하며 마음은 불안한 상태로 하루를 시작하곤 하죠. 하지만 30일간 보이차 루틴을 실천한 분들 중에는 "이제는 아침이 기다려진다"고 말하는 사람들이 많습니다. 이유는 간단합니다. 아침에 몸이 가볍고, 루틴이 있고, 기분이 맑기 때문입니다.

실천 후기: "내 인생에 아침이 생겼어요"

윤성미 씨(62세)는 늘 오후까지 몸이 개운하지 않아 아침은 피곤한 하루의 시작처럼 느껴졌다고 합니다. "그전엔 아침을 그냥 견뎠어요. 근데 지금은 보이차를 마시면서 내 몸을 깨우는 시간이 생겼고, 아침마다 기분이 정리되는 느낌이에요. '오늘도 해냈다'는 감정이 하루를 훨씬 긍정적으로 만들어줘요." 그녀는 아침 6시 보이차 한 잔 + 10분 걷기 루틴으로 몸의 리듬이 달라졌고, 기상 후 30

분 안에 집중력이 돌아왔다고 말합니다. 아침이 가벼워지면 하루 전체가 달라집니다. 윤성미 씨(62세)는 아침 6시 보이차 한 잔과 10분 걷기 루틴만으로도 몸의 리듬이 달라지고, 아침이 기다려지는 삶을 되찾았습니다. 보이차는 몸에 부담 없이 밤새 쌓인 노폐물을 배출하고 심신을 정리해 개운한 아침을 선사합니다. 이처럼 보이차는 단순한 음료가 아니라 '하루를 여는 의식'이 됩니다. 보이차 한 잔으로 몸을 깨우고, 나만의 루틴으로 마음을 차분히 정리하는 이 시간은 단순한 하루 시작이 아닌, 삶의 방향을 잡는 시간이 됩니다. 이제, 아침이 기다려지는 사람이 되어보세요. 당신은 그럴 자격이 충분히 있습니다.

2. 다양한 상황별 보이차 루틴

직장인: 출근 전/점심 후/퇴근 후

"시간이 없다고 핑계대지 않아도 됩니다. 루틴은 일상 속에 녹일 수 있어요."

직장인에게 보이차 루틴을 실천하기란 결코 쉬운 일이 아닙니다. 아침은 바쁘고, 점심은 회식이 끼고, 저녁엔 지쳐서 아무것도 하기 싫죠. 하지만 이럴 때일수록 작은 루틴을 생활 속에 심어두는 전략이 필요합니다. 보이차는 특별한 준비 없이도 '타이밍만 정해두면' 쉽게 실천 가능한 건강 루틴입니다. 하루 세 번—출근 전 한 잔, 점심 식후 한 잔, 퇴근 후 집에서 한 잔. 이 세 구간만 기억해도 체내 순환과 소화, 피로 회복에 큰 도움이 됩니다.

【실제 사례: "보이차가 내 업무 리듬을 만들어줬어요"】

정현우 씨(39세)는 매일 아침 출근길에 커피를 두 잔씩 마시곤 했습니다. 그러나 속이 불편해지고 오후에는 오히려 더 졸려 '보이차'로 바꿔보았습니다. 아침엔 텀블러에 따뜻한 숙차를, 점심 후엔 티백을 사무실에서 바로 우려내고, 퇴근 후엔 전기포트로 다시 한 잔. 그는 "특별한 노력이 아니었는데, 오후 집중력이 올라가고 속도 편해졌습니다"라며 보이차 루틴을 강력 추천합니다. 보이차 루틴은 바쁜 직장인의 일상 속에서도 충분히 실현 가능합니다. 정현우 씨(39세)의 사례처럼, 출근길 커피를 보이차로 바꾸고 점심 식사 후와 퇴근 후에 한 잔씩 마시는 '세 번의 타이밍'을 정하는 것만으로도 오후 집중력과 소화 기능이 개선되는 효과를 얻을 수 있습니다. 핵심은 '완벽하게'가 아니라 '내 흐름에 자연스럽게 끼워 넣는 것'입니다. 이 세 번의 작은 루틴이 당신의 몸과 마음을 회복시키는 확실한 포인트가 되어줄 것입니다.

주부: 집안일 루틴 속 차 타임

"내 시간이라고는 없는 하루, 보이차 한 잔이 나를 위한 유일한 쉼이었어요."

주부의 하루는 마치 회전문처럼 반복되는 집안일의 연속입니다. 아침밥 차리기부터 청소, 장보기, 빨래, 정리, 아이들 챙기기까지… 하루 종일 '멈춤 없이 움직이는 삶'을 살아가는 이들에게 운동할 시간, 따로 건강을 챙길 틈은 말 그대로 '사치'처럼 느껴지곤 하죠. 하지만 보이차 루틴을 생활 속에 넣은 주부들은 말합니다. "딱 3분, 차 한 잔 마시는 시간이 내 몸과 마음을 회복시키는 유일한 순간이었다"고.

실천 후기: "보이차 타이밍이 생기니까 하루가 달라졌어요"

정윤희 씨(54세)는 집안일과 가족 살림으로 하루가 가득 찬 주부입니다. "운동은 커녕, 물 한 컵도 못 마시고 저녁이 될 때가 많았어요. 근데 보이차 루틴을 넣고 나서는, 아침 청소 끝난 후, 점심 먹고 설거지 후, 저녁 정리 마치고 잠시 앉아 있을 때 이 세 순간이 '보이차 타임'으로 정해졌죠. 내 하루에 리듬이 생기더라고요." 그녀는 보이차 한 잔이 '나를 돌본다'는 감각을 되찾게 해주었다고 말합니다. 집안일 루틴 속에서 나를 위한 시간을 만들기는 쉽지 않지만, 보이차 루틴은 그 틈을 만들어 줍니다.

정윤희 씨(54세)의 사례처럼, 아침 청소 후, 점심 설거지 후, 저녁 정리 후와 같이 일정한 '보이차 타임'을 정하는 것만으로도 하루에 리듬이 생기고 '나를 돌본다'는 감각을 되찾을 수 있습니다. 하루 세 번, 단 3분씩만이라도 보이차 한 잔과 함께 멈춰보세요. 그 시간이 쌓이면 몸이 가벼워지고, 마음에 여유가 생기며, 잊고 있던 '나'를 다시 만나게 될 것입니다.

야근러: 늦은 밤 과식 대처법

"야근 후엔 허기가 아니라 위로가 필요한 거였어요. 보이차는 그 공허함을 부드럽게 채워줬어요."

야근이 잦은 사람들에게 건강 루틴은 사치처럼 느껴집니다. 늦은 저녁까지 집중한 뒤 남는 건, 텅 빈 위장과 무너진 식욕, 그리고 '뭐라도 먹어야 할 것 같은' 허전함입니다. 이때 대부분은 라면, 치킨, 과자, 야식으로 스트레스를 풀곤 하죠. 하지만 이 선택은 소화 불량, 부기, 수면 장애로 이어지고, 다음 날 아침부터 몸과 마음이 무거워지는 악순환이 시작됩니다. 그 흐름을 끊어주는 열쇠가 바로 '보이차'입니다.

실천 후기: "보이차 한 잔으로 야식 생각이 사라졌어요"

이성우 씨(47세)는 광고대행사에서 일하는 평범한 직장인입니다. 야근이 잦고, 퇴근 후엔 늘 과식으로 하루를 마무리하곤 했습니다. "하루 종일 긴장했으니, 무언가로 채우고 싶었죠. 그런데 보이차를 마시기 시작하면서, 허기보다 '위로'가 먼저 채워졌어요. 따뜻한 보이차 한 잔이 야식보다 더 든든하고 편안했거든요." 그는 야근 후 집에 오면 가장 먼저 물을 끓이고 보이차를 우리는 루틴을 만들었고, 그 덕분에 야식 빈도는 확연히 줄고, 아침 붓기도 사라졌다고 말합니다. 야근 후 찾아오는 허전함은 허기가 아닌 위로가 필요한 마음의 신호일 수 있습니다. 이성우 씨(47세)의 사례처럼, 따뜻한 보이차 한 잔이 야식보다 더 큰 위로와 만족감을 주어 야식 빈도를 줄이고 아침 붓기를 없애는 효과를 가져올 수 있습니다. 핵심은 무언가를 먹기 전 보이차로 입과 위장을 먼저 달래주는 것입니다. 야근 후 퇴근 리추얼로 보이차를 마시는 루틴을 만들면 몸은 가볍게, 마음은 따뜻하게 하루를 마무리할 수 있습니다.

은퇴자: 정적인 생활에 차 한 잔의 여유

"움직임이 줄어든 대신, 생각은 많아졌어요. 그때 보이차 한 잔이 주는 평온함이 참 고마웠습니다."

은퇴 후의 일상은 겉보기엔 여유롭지만, 그 속엔 신체 활동 감소, 규칙성의 붕괴, 감정 기복 같은 보이지 않는 변화들이 쌓입니다. 아침에 일어날 이유가 없고, 식사 시간도 들쑥날쑥하며, 하루가 '무의미하게' 흘러가기도 하죠. 이럴 때 '보이차 루틴'은 하루의 중심을 잡아주는 역할을 합니다. 몸을 따뜻하게 데우고, 마음을 가라앉히며, 매일 일정한 리듬을 만들어주는 루틴으로서 은퇴자에게 꼭 맞는 건강 습관이 됩니다.

실천 후기: "보이차 한 잔이 하루를 정리해주더군요"

임철수 씨(69세)는 은퇴 후 하루 종일 집에 있으면서 시간 개념이 흐릿해지고, 식욕과 수면의 리듬도 무너졌습니다. "보이차를 마시기 전에는 밥도 제때 안 먹고 밤에 TV보다가 잠들기 일쑤였죠. 그런데 아침에 차를 우리는 습관 하나로 다시 '하루라는 구조'가 생기더라고요." 그는 아침 기상 후 보이차, 점심 후 가벼운 산책, 저녁 보이차로 마무리하는 '은퇴자 3회 루틴'을 생활화하면서 기분 안정과 장 기능, 체중 관리까지 긍정적인 변화를 경험했습니다. 보이차는 단지 건강을 위한 음료가 아닙니다. 임철수 씨(69세)의 사례처럼, 보이차 루틴은 은퇴 후 무너진 하루의 리듬에 다시 '구조'를 만들어주는 역할을 합니다. 매일 같은 찻잔, 같은 장소에서 아침, 오후, 저녁으로 차를 마시는 습관은 몸을 따뜻하게 하고 마음을 가라앉히는 동시에, 하루의 고정점을 만들어줍니다. 이처럼 보이차는 당신의 일상에 리듬을 주고, 의미를 심어주는 소중한 습관이 될 수 있습니다.

운동러: 운동 전후 수분 대체

"운동할 땐 물만 마셨는데, 보이차로 바꾸니 땀도 잘 나고 회복도 훨씬 빨라졌어요."

운동을 꾸준히 하는 사람이라면 운동 전후 수분 섭취가 얼마나 중요한지 잘 알고 있습니다. 하지만 운동 중 마시는 대부분의 음료는 카페인 함량이 높거나, 당분이 많아 오히려 체지방 감량과 거리가 멀기도 하죠.이때 보이차는 운동러에게 훌륭한 수분 대체 음료가 됩니다. 지방 분해 촉진, 항산화 작용, 소화 보조, 수분 보충까지 동시에 가능한 '운동 전후 전천후 건강차'로 손꼽히고 있습니다.

실천 후기: "운동 후 보이차 한 잔, 완전 루틴이 됐어요"

박태현 씨(42세)는 크로스핏과 주말 등산을 꾸준히 하는 운동 마니아입니다. "운동 후 단백질만 신경 썼지, 음료는 그냥 물이었어요. 그런데 보이차를 마시기 시작하면서 운동 전엔 속이 편하고, 운동 후엔 소화가 훨씬 잘되고, 다음 날 붓기까지 줄더라고요. 지금은 운동백에 보이차 티백을 늘 챙깁니다." 그는 운동 30분 전 미지근한 보이차 한 컵+운동 후 따뜻한 보이차 한 잔을 정착시키면서 체중 유지와 체력 회복에 확실한 도움이 되었다고 말합니다. 운동은 '하는 시간'도 중요하지만 '회복하고 관리하는 시간'이 더 중요합니다. 박태현 씨(42세)의 사례처럼, 운동 전후로 보이차를 마시는 루틴은 운동 효과를 극대화하는 최고의 방법입니다. 보이차는 지방 연소, 노폐물 배출, 수분 보충, 기분 안정까지 도와주는 무칼로리, 저카페인 음료입니다. 운동 30분 전 미지근하게, 운동 후에는 따뜻하게 마시는 루틴을 실천해보세요. 몸이 말없이, 기분 좋게 반응할 것입니다.

3. 보이차 Q&A 베스트 5

보이차가 잠을 방해하나요?

"카페인 때문에 잠이 안 올까 걱정돼요"

많은 분들이 보이차를 마시기 전 이렇게 질문합니다. "보이차에도 카페인이 있다던데, 혹시 저녁에 마시면 잠이 안 오는 건 아닌가요? 정답은 "체질에 따라 다르지만, 숙차는 대부분 큰 문제가 없습니다"입니다. 보이차에는 카페인이 존재하지만, 그 함량은 커피나 홍차, 녹차보다 낮고, 특히 숙차는 발효 과정에서 카페인이 자연스럽게 줄어들어 카페인 민감도가 아주 높은 분이 아니라면 저녁 시간에도 부담 없이 즐길 수 있는 편입니다. 단, 생차는 상대적으로 카페인 함량이 높고 각성 효과가 있어 저녁보다는 오전 또는 점심 이후로 마시는 것이 적절합니다.

【실제 사례: "밤에도 마셨는데 오히려 더 잘 잤어요"】

박선호 씨(56세)는 처음엔 저녁에 보이차를 마시면 잠이 안 올까 걱정됐지만, 숙차를 8시쯤 따뜻하게 우려 마시자 오히려 속이 편안해지고 긴장이 풀리면서 자연스럽게 잠이 들었다고 합니다. "커피 마실 때는 밤새 뒤척였는데, 보이차는 몸을 따뜻하게 해주니까 오히려 수면에 도움 되는 것 같아요." 보이차는 커피처럼 강한 각성 효과를 유발하지 않으며, 특히 숙차는 저녁에도 무리 없이 즐길 수 있는 건강한 차입니다. 박선호 씨(56세)의 사례처럼, 숙차를 마시면 오히려 몸이 따뜻해지고 긴장이 풀려 숙면에 도움을 받을 수 있습니다. 중요한 건 나에게 맞는 시간과 종류를 선택하는 것입니다. 카페인에 민감하다면 찻잎을 적게 쓰고 우림 시간을 짧게 조절하고, 취침 1시간 전에 마시는 것이 좋습니다. 불면 걱정보다, 보이차 한 잔으로 몸과 마음을 가볍게 정리해보세요.

변비에 효과 있나요?

"보이차가 배변에 도움이 된다는 말, 사실일까요?"

결론부터 말하자면, "예, 특히 숙차는 장 운동을 부드럽게 도와줘 변비 개선에 긍정적인 영향을 줍니다." 보이차는 단순히 수분을 공급하는 수준을 넘어, 소화 효소 분비를 자극하고, 장내 유익균의 활동을 돕는 유기산과 미생물 발효 성분이 풍부합니다. 이는 장 운동을 촉진하고 노폐물 배출을 자연스럽게 도와주는 작용을 합니다. 특히 공복에 따뜻한 보이차를 천천히 마시는 습관은 장을 자극해 아침 배변을 유도하기에 좋습니다. 카페인 함량은 낮지만, 카페인 특유의 대장 반사작용(배변 반사)을 적당히 자극해 정체된 배변 활동에도 도움이 됩니다.

【실제 사례: "보이차 덕분에 화장실 가는 게 쉬워졌어요"】

양희정 씨(61세)는 평소 3일에 한 번꼴로 화장실에 가는 만성 변비 체질이었습니다. 약에 의존하기도 했지만, 내성이 생기면서 점점 효과가 줄어들었죠. 그러다 보이차 숙차를 매일 아침과 점심 식후에 1잔씩 마시는 루틴으로 바꾸자, 일주일도 안 돼서 매일 아침 자연스러운 배변이 가능해졌고, 속도 훨씬 편안해졌다고 합니다. 보이차는 장 건강을 회복시키는 자연의 루틴 도구입니다. 양희정 씨(61세)의 사례처럼, 만성 변비로 고생하던 분도 아침 공복과 점심 식후에 숙차를 꾸준히 마시면서 자연스러운 배변 리듬을 되찾을 수 있습니다. 보이차 속 유익 성분들이 장 운동을 촉진하고, 공복에 마시는 따뜻한 보이차는 장을 부드럽게 자극하여 배변 활동을 돕습니다. 무리한 약 대신, 하루 두 잔의 보이차로도 배변의 리듬과 편안함을 되찾을 수 있습니다.

공복에 마셔도 되나요?

"아침 빈속에 마셔도 위에 무리가 없을까요?"

많은 분들이 보이차를 건강 루틴으로 삼고 싶어하면서도 망설이는 첫 번째 질문이 바로 이것입니다. "공복에 마셔도 괜찮을까요?" 정답은 "숙차는 공복에 마셔도 비교적 안전하지만, 생차는 주의가 필요합니다"입니다. 보이차는 기본적으로 따뜻하고 자극이 적은 차로 알려져 있으며, 특히 숙차는 발효가 충분히 진행되어 위를 자극하지 않고 장을 부드럽게 자극해줍니다. 이 덕분에 아침 공복에 따뜻한 숙차 한 잔은 장운동을 유도하고 하루 배변 리듬을 만들어주는 데 매우 효과적입니다. 반면, 생차는 카페인과 떫은맛 성분이 많아 위산 분비를 자극할 수 있어 공복에는 피하는 것이 좋습니다.

【실제 사례: "아침을 보이차로 시작하니 하루가 달라졌어요"】

오미라 씨(52세)는 매일 아침 물 대신 커피를 마시는 습관이 있었습니다. 하지만 점점 속 쓰림과 복부 불편감을 느끼기 시작했고, 공복 커피 대신 따뜻한 보이차 숙차로 바꿔보았습니다. 그녀는 "며칠 만에 아침 속이 편해지고, 하루가 더 가볍게 시작됐어요. 차 한 잔 바꿨을 뿐인데, 하루 리듬이 바뀌더라고요"라고 말합니다. 공복에 마시는 보이차는 속을 편안하게 깨우고 하루의 순환을 시작하는 데 이상적인 루틴입니다. 오미라 씨(52세)의 사례처럼, 공복 커피 대신 따뜻한 숙차로 바꾸는 것만으로도 속 쓰림이 줄고 하루를 가볍게 시작할 수 있습니다. 단, 공복에는 위 부담이 적은 숙차를 연하게 마시는 것이 좋으며, 생차는 카페인과 산 성분이 많아 식사 후에 마시는 것이 지혜입니다. 아침을 보이차로 열어보세요. 하루가 한결 가볍고 편안해질 것입니다.

약 복용 중인데 괜찮나요?

"혈압약, 당뇨약 먹고 있는데 보이차 마셔도 될까요?"

보이차를 꾸준히 마시고 싶은 분들 중 많은 이들이 복용 중인 약 때문에 망설입니다. 결론부터 말하자면, 보이차는 대부분의 일반적인 약물과 큰 상호작용을 일으키지 않지만, 주의는 필요합니다. 보이차에는 카페인, 탄닌, 폴리페놀 등이 함유되어 있어, 일부 약물(특히 철분제, 고혈압 약, 갑상선 약 등)의 흡수를 방해할 수 있습니다. 또한 보이차의 이뇨 작용은 체내 수분 및 전해질 농도에 영향을 줄 수 있어 이뇨제를 복용 중인 사람이나 심장질환 관리 중인 경우에는 의료진과 상담 후 마시는 것이 안전합니다.

【실제 사례: "약 먹고 보이차 마셨더니 효과가 약해진 것 같았어요"】

장영수 씨(64세)는 고혈압 약을 복용하면서 아침에 보이차를 함께 마시기 시작했습니다. 몇 주 후 병원 진료에서 혈압 수치가 기대만큼 떨어지지 않아 상담을 받았고, 약 복용 후 최소 1시간은 지나고 나서 보이차를 마시라는 조언을 받았습니다. 그 후부터는 약효가 안정적으로 유지되며 보이차도 꾸준히 즐기고 있습니다. 보이차는 대부분의 경우 안전하게 즐길 수 있지만, 약과 함께 섭취할 땐 타이밍과 양 조절이 핵심입니다. 장영수 씨(64세)의 사례처럼, 약 복용 후 최소 1시간 이후에 보이차를 마시는 것이 가장 안전합니다. 특히 철분제나 갑상선 약은 보이차의 탄닌 성분과 상호작용할 수 있으므로, 약은 아침에, 보이차는 점심 이후에 마시는 식으로 분리하는 것이 좋습니다. 모든 식습관은 몸에 맞게 조정하는 것이 지혜입니다.

다이어트 중 단기 효과 가능한가요?

"보이차 마시면 금방 살 빠지나요?"

보이차를 다이어트 목적으로 찾는 분들이 가장 많이 묻는 질문 중 하나입니다. "진짜 마시기만 해도 살이 빠지나요?" 또는 "얼마나 마셔야 효과 있나요?" 같은 질문들이죠. 정답은 보이차는 '도움이 되는 차'이지 '기적을 만드는 차'는 아닙니다. 보이차에는 갈산, 테아플라빈, 카테킨 등 체지방 대사에 도움이 되는 항산화 성분이 포함되어 있어 지방 흡수를 억제하고, 체내 대사 촉진 및 식욕 억제에 효과적입니다. 하지만 이것은 '꾸준히 마시는 습관'과 '건강한 생활습관'이 병행될 때 의미 있는 결과를 보여줍니다. 즉, 단기간에 무조건적인 체중 감량을 기대하기보다, 2~4주 차부터 체지방률 감소, 배 둘레 변화, 식욕 조절 등의 변화를 체감할 수 있습니다.

【실제 사례: "3kg 빠진 것도 좋지만, 폭식이 줄어든 게 더 좋아요"】

윤하나 씨(44세)는 보이차를 '3일 마시면 2kg 빠진다'는 블로그 글을 보고 시작했지만, 처음 1주는 체중 변화가 거의 없었습니다. 그러나 식사량이 자연스럽게 줄고, 식사 후 간식 욕구가 줄면서 3주차부터 체중이 점차 빠지기 시작했고, 한 달간 총 3.4kg 감량에 성공했습니다. "빠른 감량보다, 꾸준히 실천하면서 내 식욕이 달라진 게 더 신기했어요." 보이차는 단기 체중 감량보다 지속 가능한 감량과 체질 개선을 위한 도구입니다. 윤하나 씨(44

세)의 사례처럼, 처음엔 체중 변화가 없었지만 꾸준히 마시면서 폭식이 줄어들고 식습관이 개선되는 것이 보이차의 진짜 효과입니다. 보이차는 식전이나 식후 30분에 하루 2~3잔 마시면 지방 흡수를 억제하고 대사를 촉진하는 효과를 극대화할 수 있습니다. 기대치를 낮추기보다, 꾸준한 실천을 통해 30일 후 숫자보다 더 큰 변화를 경험해 보세요.

4. 나의 31일차, 그리고 다음 건강 여정

나의 변화 정리하기

"31일 전의 나와, 지금의 나는 분명 다릅니다"

보이차 루틴을 30일간 실천해보셨다면, 비록 체중계 숫자는 눈에 띄게 변하지 않았더라도 몸과 마음 어딘가에서 확실한 변화가 일어났을 것입니다. 변화를 알아차리기 위해 가장 먼저 해야 할 일은 '기록하고 정리하는 것'입니다. 자신이 어떤 점에서 달라졌는지를 인식하고 되돌아보는 순간, 그 루틴은 단발적인 시도가 아닌 지속 가능한 습관으로 자리 잡게 됩니다. 변화는 체중만이 아닙니다. 식습관, 수면의 질, 배변 주기, 기분 상태, 몸의 붓기, 아침의 활력, 집중력 등 다양한 영역에서 이미 신호가 오고 있을 수 있습니다.

【실제 사례: "체중은 1kg, 하지만 나는 전보다 훨씬 가볍다"】

이정미 씨(59세)는 한 달간 보이차 루틴을 실천하며 체중 변화는 1kg 남짓이었지만, 가장 크게 달라진 건 '몸에 대한 감각'이었다고 말합니다. "예전엔 늘 피곤하고 무기력했는데, 요즘은 아침에 일어날 때 몸이 덜 붓고 하루를 시작하는 게 덜 두려워요. 이런 변화가 내가 나를 다시 느끼게 한 첫걸음 같아요." 30일 동안 실천한 루틴은 단순한 '차 마시기'가 아닙니다. 이정미 씨(59세)의 사례처럼, 체중계 숫자 외에도 몸이 덜 붓고 아침이 가벼워지는 등 몸에 대한 감각 변화를 기록하고 정리하는 것이 중요합니다. 이러한 변화를 인식하고 되돌아보는 순간, 루틴은 지속 가능한 습관으로 자리 잡게 됩니다. 지금까지의 변화를 기록하는 것은 그 루틴을 '내 것'으로 만드는 마지막 단계이자, 다음 건강 여정을 시작하기 위한 출발선입니다.

지속 가능한 루틴 설정법

"그동안은 시작만 했지, 오래가는 루틴은 없었어요. 이번엔 다릅니다. 실천 가능한 루틴으로 바꿨으니까요."

30일 보이차 루틴을 완주한 당신, 이제 중요한 건 그 습관을 어떻게 '지속 가능한 생활'로 전환할 것인가입니다. 많은 루틴이 실패하는 이유는 너무 완벽하게 하려고 하거나, 현실과 맞지 않는 계획을 세우기 때문입니다. 건강 루틴은 단발적인 '열정'보다 지속할 수 있는 '환경과 흐름'이 훨씬 더 중요합니다. 이제는 "어떻게 잘할까?"보다 "어떻게 오래할 수 있을까?"를 고민해야 할 때입니다. 루틴은 '좋은 습관'이 아니라, '내 삶과 어울리는 습관'일 때 오래갑니다. 보이차처럼 따뜻하고, 스트레칭처럼 가볍게, 당신만의 건강 루틴을 작게, 그러나 깊게 설계해보세요. 루틴을 단순화(3가지 이하), 가시화(눈에 보이는 체크), 보상화(작은 성취)하는 것이 핵심입니다. 오늘 실천하지 못했어도 괜찮습니다. 내일, 다시 그 루틴으로 돌아올 수 있다면 당신은 이미 성공하고 있는 겁니다.

가족에게 추천하는 보이차 루틴

"나 혼자 건강해지기보다, 가족 모두가 함께하면 그 루틴은 더 오래가고 더 따뜻해집니다."

보이차 루틴을 한 달간 실천해 본 사람들은 압니다. 그 효과가 단지 체중이나 배변 상태에만 머무는 게 아니라는 것을요. 몸이 편해지고, 기분이 나아지고, 하루의 흐름이 바뀌면서 삶의 질 자체가 조용히 올라가기 때문입니다. 이제는 이 좋은 루틴을 가족에게도 자연스럽게 권할 시점입니다. 특히 부모님, 배우자, 자녀까지 각자의 필요에 따라 부담 없이 함께할 수 있는 보이차 루틴은 가족 건강 루틴의 시작이 될 수 있습니다. 건강 루틴은 혼자보다 여럿이 함께할 때 지속력도, 행복감도 더 커집니다. 보이차는 모든 연령층이 부담 없이 마실 수 있는 건강 차이며, 가족 구성원별로 맞춤형 루틴을 설정해 함께 실천할 수 있습니다. 같이 보이차를 마시며 대화를 나누는 '차 타임'은 정서적 유대감을 높여주는 효과도 있습니다. 오늘 저녁, 따뜻한 보이차 한 잔을 가족과 함께 마셔보세요. 그 한 잔의 차가, 가족의 건강과 관계, 그리고 삶을 천천히 바꾸는 시작이 될 수 있습니다.

건강한 음료 습관으로의 전환

"매일 마시는 음료를 바꾸는 것만으로도 건강은 조용히 달라집니다."

우리 몸에 무심코 쌓이는 습관 중 하나가 바로 '음료 습관'입니다. 커피, 믹스커피, 설탕 음료, 탄산수, 심지어 무가당 음료라고 해도 그 속에는 카페인, 당분, 인공 감미료, 인산염 등 몸을 서서히 지치게 하는 성분이 포함되어 있는 경우가 많습니다. 보이차 루틴을 30일간 실천한 후, 많은 이들이 공통적으로 말하는 변화 중 하나는 "음료 선택이 달라졌다"는 점입니다. 갈증이 아니라 습관처럼 마시던 음료들을 보이차로 자연스럽게 바꾸면서 몸도 함께 가벼워졌다는 것입니다. 매일 마시는 음료는 결국, 우리 몸의 하루를 만드는 배경음악과 같습니다. 보이차로 음료 습관을 바꾸는 것은 가장 쉽고도 효과가 큰 루틴입니다. 믹스커피나 콜라 대신 보이차를 마시고, 저녁에 마시던 주스나 야식 대신 따뜻한 보이차로 대체해 보세요. 보이차는 단순한 차가 아니라, 건강한 삶을 여는 음료 습관의 시작입니다.

'나를 돌본다'는 감각을 회복하는 것

"보이차 한 잔을 마시는 이 짧은 순간, 처음으로 '내 몸을 돌보고 있다'는 감각이 들었어요."

현대인의 삶은 '해야 할 일'로 가득 차 있습니다. 회사 일, 가족 돌봄, 인간관계, 생계, 집안일….

그 속에서 자기 자신을 돌보는 시간은 늘 뒷전이 되곤 합니다.하지만 루틴을 통해 보이차 한 잔을 마시며 몸의 온도, 호흡, 기분을 인식하는 순간이 찾아왔을 때, 비로소 '나를 돌보는 감각'이 다시 깨어납니다.이 감각이야말로 지속적인 건강 루틴의 핵심이며, 삶을 스스로 컨트롤할 수 있다는 내면의 힘을 회복시키는 과정입니다. 보이차 한 잔은 단순한 음료가 아닙니다. 그건 '나를 아껴보는 시간', '내 몸에 말을 걸어보는 행위', '살아 있다는 감각을 회복하는 도구'입니다. 매일 5분이라도 '나만을 위한 시간'을 확보하고, 보이차를 마시며 몸과 마음의 상태를 느껴보세요. 건강은 '관리'가 아닌 '배려'의 영역으로 전환될 것입니다.오늘부터 당신도 이 변화의 이야기에 참여하세요. 30일 후, 90일 후, 1년 후의 당신은 지금과는 분명히 다른 사람이 되어 있을 것입니다. 보이차 한 잔으로 시작되는 당신만의 건강 스토리를 기대합니다.

부록에서는 본문에서 언급하지 못한 다양한 내용들은 부록편으로 편집하여 보이차 라이프를 더욱 풍성하게 만들어줄 내용들을 만나보겠습니다. 보이차 구매 가이드부터 관련 정보까지, 실생활에서 바로 활용할 수 있는 실용적인 정보들로 여러분의 보이차 여정을 완성해드리겠습니다.

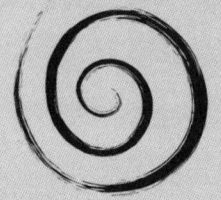

부록

보이차 라이프 완성 가이드

1. 실패 없는 보이차 구매 가이드

어떤 보이차를 골라야 할지 막막하신가요? 이 파트에서는 보이차를 처음 구매하는 분부터 전문가까지, 누구나 믿고 구매할 수 있는 보이차 선택 기준과 노하우를 알려드립니다.

어떤 보이차 브랜드를 선택해야 하나요? (국내/해외)

"좋은 보이차를 찾는 첫걸음은 신뢰할 수 있는 브랜드를 아는 것입니다." 보이차 시장은 품질 편차가 크고, 원료, 제조 과정, 발효 정도에 따라 효과와 맛이 천차만별입니다. 특히 초보자에게는 어떤 브랜드를 선택해야 할지가 가장 큰 고민이 될 수 있습니다.

국내 신뢰 브랜드 (입문자 추천)

브랜드	특징	추천제품	구매처	가격대
다향	한국인 입맛에 맞게 조제 티백제품 다양	운남보이차티백 숙차 위주	온라인몰 대형마트	1박스(100티백) 2-3만원대
차향	전통제조법고수 품질 일정	프리미엄 숙차 덩어리	전문차매장 온라인	357g 기준 5-8만원대
티젠	간편한 티백, 초보자 친화적	유기농 보이차 티백	편의점 온라인몰	1박스(20티백) 8천-1만원대

해외 유명 브랜드 (중급자 이상)

브랜드	원산지	특징	추천제품	가격대
대익 大益 TAETEA	중국 운남성	보이차 업계 최대 브랜드 품질 안정적	7572(숙차) 7542(생차) 숫자: 레시피 코드	정품 확인 필수 가격대 차이 큼
중차 中茶	중국 운남성	국영기업 출신 전통적 제조법	중차 레드마크, 옐로우마크 시리즈	빈티지 제품일수록 고가
하관 下關	중국 운남성 대리	생차 전문 강한 맛	하관 토차 시리즈	초보자에게는 다소 강할 수 있음

브랜드 선택 기준 체크리스트

- 제조 연도와 보관 상태가 명시되어 있는가?
- 원산지(운남성, 광서성 등) 정보가 정확한가?
- 국내 정식 수입업체를 통해 들어온 제품인가?
- 온라인 리뷰와 평점이 일정 수준 이상인가?
- A/S나 교환/환불 정책이 명확한가?

나에게 맞는 보이차 가격대별 추천 제품

"예산에 맞는 보이차 선택법, 비싸다고 좋은 게 아닙니다." 보이차 가격은 몇 천원짜리 티백부터 수십만원짜리 고급 병차까지 다양합니다. 비싸다고 무조건 좋은 것도, 저렴하다고 품질이 나쁜 것도 아닙니다. 중요한 건 내 목적과 예산에 맞는 제품을 선택하는 것입니다.

【표 1】 가격대별 보이차 상세 가이드 - 입문용/실용형

구분	입문용(1만원 이하)	실용형(1~5만원)
추천 제품	다향 보이차 티백 20개입 (8,000원) 티젠 유기농 보이차 (9,000원) 편의점 보이차 제품 (3,000~5,000원)	차향 숙차 소병 250g (25,000원) 중차 보이차 티백 100개입 (35,000원) 운남 고수차 숙차 357g (45,000원)
종류	대부분 숙차	숙차 위주, 일부 생차
카페인 함량	30~40mg/잔	40~60mg/잔
우림 온도	95~100℃	숙차: 95~100℃ 생차: 80~85℃
우림 시간	2~3분 (티백)	첫 우림: 20~30초 재우림: 1~2분
초보자 난이도	★☆☆☆☆	★★☆☆☆
보관 방법	서늘하고 건조한 곳 개봉 후 3개월 내	통풍 잘되는 곳 습도 60~70% 유지
특별 Tip	첫 시작에 최적 물 온도만 신경쓰면 OK 아침 공부도 부담 없음	3개월분 구매 추천 덩어리차는 송곳으로 분리 첫 우림물은 버리기
추천 대상	보이차 처음 시도 간편함 우선 맛 테스트 목적	매일 마시기 시작 품질 중요시 다양한 맛 경험 원하는 경우

【표 2】 가격대별 보이차 상세 가이드 - 애호가용/컬렉터용

구분	애호가용(5~15만원 이하)	컬렉터용(15만원 이상)
추천 제품	대익 7572 숙차 357g (80,000원) 하관 토사 생차 100g (60,000원) 중차 레드마크 빈티지 (120,000원)	빈티지 대익 80년대 (300,000원+) 야생차 고수차 (200,000~500,000원) 한정판 기념품 (가격 다양)
종류	생차/숙차 균형	주로 오래된 생차
카페인 함량	생차: 60~80mg/잔 숙차: 40~50mg/잔	50~70mg/잔 (숙성으로 감소)
우림 온도	생차: 80~85℃ 숙차: 95~100℃	85~90℃ (오래될수록 높게)
우림 시간	첫 우림: 10~15초 재우림: 점진적 증가	첫 우림: 5~10초 10회 이상 우림 가능
초보자 난이도	★★★☆☆	★★★★★
보관 방법	종이 포장 유지 계절별 관리 필요 타 차와 분리 보관	전용 보관함 필수 온습도계 설치 연 2회 확인
특별 Tip	다관 사용 추천 찻잎량 조절 중요 물 품질이 맛 좌우	투자 가치 고려 전문가 상담 필수 정품 인증서 확인
추천 대상	보이차 마니아, 선물용 구매 깊은 맛 추구	수집가 투자 목적 특별한 경험 원하는 경우

【표 3】체질별·목적별 보이차 선택 가이드

체질/목적	추천 종류	추천 제품	음용 시간	주의사항
약한 위장	숙차	10년 이상 숙차	식수 30분	공복 피하기
불면증	숙차	저카페인 숙차	오후 3시 이전	저녁 시간 금지
다이어트	생차+숙차	3~5년 생차	식후 즉시	과다 섭취 주의
변비	생차	신선한 생차	아침 공복	수분 충분히
고혈압	숙차	15년 이상 숙차	아침, 점심	짜게 먹지 않기
만성피로	생차	고산 생차	오전 중	카페인 민감도체크

가짜 보이차를 구별하는 상세 가이드

"진짜와 가짜, 이것만 알면 속지 않습니다." 보이차 시장에는 가짜 제품이 적지 않게 유통되고 있으며, 특히 유명 브랜드일수록 모조품이 많습니다. 하지만 몇 가지 포인트만 알고 있으면 가짜를 쉽게 구별할 수 있습니다.

가짜 보이차 구별법

① 포장지로 구별하기
- 진품의 특징: 인쇄 품질이 선명하고 깔끔함, 브랜드 로고가 정확하고 또렷함, 제조연도/무게/원산지 정보 정확 표기, 종이 질감이 일정하고 두꺼움, 한자 표기가 정확함
- 가짜의 특징: 인쇄가 흐릿하거나 색이 바램, 로고 모양이나 글씨체가 미묘하게 다름, 정보 표기가 부정확하거나 누락, 종이가 얇고 품질이 떨어짐, 한자 오타나 잘못된 표기

② 찻잎으로 구별하기
- 진품 찻잎: 크기가 일정하고 모양이 고름, 색이 자연스럽고 윤기가 남, 먼지나 잡티가 거의 없음, 향이 깊고 복합적임, 우렸을 때 맑고 투명한 차색

- 가짜 찻잎: 크기와 모양이 불규칙함, 인위적이거나 부자연스러운 색, 먼지/줄기/잡티가 많음, 향이 단조롭거나 화학적 냄새, 우렸을 때 탁하거나 이상한 색

③ 가격으로 구별하기
- 의심스러운 가격: 정품 시세의 50% 이하, 같은 제품인데 판매처마다 가격 차이가 극심, '할인', '특가' 등의 문구로 지나치게 저렴한 가격 제시
- 정상 가격대 (참고용): 대익 7572 (357g): 7-10만원, 중차 제품: 5-8만원, 하관 토차: 3-6만원 (시기와 판매처에 따라 변동 가능)

④ 판매자로 구별하기
- 신뢰할 수 있는 판매자: 정식 수입업체나 대리점, 오랜 운영 기간과 많은 리뷰, 전화 상담 가능하고 전문 지식 보유, 명확한 교환/환불 정책
- 의심스러운 판매자: 개인 판매자로 연락처 불분명, 신규 개설 쇼핑몰이나 계정, 과도한 할인이나 이벤트 남발, 상품 설명이 부실하거나 부정확

가짜 의심 시 체크 방법

- 브랜드 공식 홈페이지에서 정품 이미지와 비교
- 다른 쇼핑몰의 동일 제품과 가격 비교
- 판매자에게 직접 정품 여부 확인 문의
- 전문 커뮤니티나 카페에서 제품 인증 요청
- 의심스러우면 구매하지 않기 (안전 우선)

이런 경우 100% 가짜입니다.

- 브랜드명은 유명한데 가격이 비정상적으로 저렴한 경우
- 포장지 한자가 틀렸거나 로고가 다른 경우
- 찻잎에서 화학적 냄새나 곰팡이 냄새가 심하게 나는 경우
- 판매자가 정품 여부 질문에 명확히 답변 못 하는 경우

2. 30일 보이차 루틴 성공을 위한 실천 도구

보이차 루틴을 꾸준히 이어가기 위한 효과적인 도구들을 소개합니다. 기록하고 점검하며 자신을 칭찬하는 과정을 통해 건강한 습관을 만들 수 있습니다.

나의 30일 보이차 루틴 체크리스트 (인쇄용)

"매일 체크하다 보면, 어느새 그것이 나의 습관이 됩니다." 보이차 루틴의 성공 비결은 '기록'에 있습니다. 막연히 '오늘도 마셨다'가 아니라, 언제, 어떻게, 몇 잔을 마셨는지 구체적으로 체크하면서 내 몸의 반응을 관찰하는 것이 핵심입니다.

일일 보이차 루틴 체크리스트

날짜:____월 ____일 (____요일) | 루틴 Day:____일차

아침 루틴 (6:00~10:00)
☐ 기상 후 보이차 1잔 (공복)　　시간: ___시___분
☐ 아침 식사 30분 후 보이차 추가　시간: ___시___분
☐ 아침 스트레칭 5분 이상　　　시간: ___시___분
☐ 하루 목표 한 줄 기록　　　목표: _____

점심 루틴 (11:00~15:00)
☐ 점심 식사 후 보이차 1잔　　　시간: ___시___분
☐ 간식 대신 보이차 선택　　　횟수: ___회
☐ 10분 이상 걷기 or 활동　　활동: _____
☐ 오후 컨디션 체크　　　　상태: _____

저녁 루틴 (18:00~22:00)
☐ 저녁 식사 후 보이차 1잔　　　시간: ___시___분
☐ 야식 유혹 이겨내기　　　성공: ☐예 ☐아니오
☐ 스트레칭 or 요가 10분　　　시간: ___시___분
☐ 하루 정리 일기 3줄 쓰기　　완료: ☐예 ☐아니오

오늘의 총 정리

- 보이차 총 섭취량: ____잔
- 물 섭취량: ____컵 (200ml 기준)
- 전체적인 컨디션: ☐매우좋음 ☐좋음 ☐보통 ☐피곤 ☐매우피곤
- 소화 상태: ☐매우편함 ☐편함 ☐보통 ☐불편 ☐매우불편
- 오늘의 성취감: ☆☆☆☆☆ (별점 표시)

오늘의 한 줄 메모

주간 보이차 루틴 요약표

항목	월	화	수	목	금	토	일	합계
아침 보이차								__/7
점심 보이차								__/7
저녁 보이차								__/7
운동 활동								__/7
일기 작성								__/7

- 이번 주 가장 잘한 것 :

- 다음 주 개선할 점 :

사용법 안내

① 체크 방식: 아침/점심/저녁 시간대에 보이차를 마셨다면 해당 칸에 'O' 표시

② 변화 메모: 하루에 한 줄, 느낀 점이나 변화된 습관을 직접 작성

③ 30일 후 목표: 체중 감량, 배변 리듬, 붓기 감소, 피로 완화, 식욕 조절 등 원하는 변화를 체크

이 챌린지를 통해 보이차를 습관으로 정착시키고, 당신만의 '지속 가능한 건강 루틴'을 완성해보세요.

보이차 루틴 30일 챌린지 실천표

DAY	아침공복 (O/X)	점심식후 (O/X)	저녁대체 (O/X)	하루 느낀 변화 메모 (한 줄)
1일차				오늘부터 시작! 맛이 의외로 순하다
2일차				아침에 배가 덜 더부룩함
3일차				군것질 생각이 줄었음
4일차				속이 편하고 화장실도 잘 감
5일차				저녁 폭식이 줄었음
6일차				붓기가 덜하고 얼굴이 가벼움
7일차				일주일 만에 배변 리듬이 생김
8일차				식사량 조절이 쉬워짐
9일차				커피 대신 마셔도 집중 잘 됨
10일차				체중 변화는 없지만 옷이 여유 있음
11일차				숙면에 도움이 되는 듯함
12일차				소화제 없이도 속이 편안함
13일차				식사 후 가스참이 줄어듦
14일차				딱 2주, 피부 톤이 맑아진 듯
15일차				체중 -0.5kg, 배가 슬림해짐
16일차				화장실 리듬이 거의 일정해짐
17일차				가볍고 개운한 하루
18일차				야식 욕구가 줄었음
19일차				입 안이 깔끔하고 당 안 땡김
20일차				피부결이 좋아진 느낌
21일차				보이차가 루틴처럼 익숙해짐
22일차				점점 배가 줄어드는 느낌
23일차				다리가 붓지 않고 덜 피곤함
24일차				커피보다 좋다는 확신 생김
25일차				소화불량 증상 거의 없음
26일차				체중 -1.5kg! 옷이 더 잘 맞음
27일차				복부가 탄탄해진 느낌
28일차				붓기 거의 없고 몸이 가벼움
29일차				식사량 줄어도 허기 없음
30일차				완주! 루틴 정착, 만족감 높음

사용법 안내

- 체크 방식: 아침/점심/저녁 시간대에 보이차를 마셨다면 해당 칸에 'O' 표시
- 변화 메모: 하루에 한 줄, 느낀 점이나 변화된 습관을 직접 작성
- 30일 후 목표: 체중 감량, 배변 리듬, 붓기 감소, 피로 완화, 식욕 조절 등 원하는 변화 체크

이 챌린지를 통해 보이차를 습관으로 정착시키고, 당신만의 '지속 가능한 건강 루틴'을 완성해보세요.

나만의 건강 다이어리 템플릿: 몸과 마음의 변화 기록하기

"내 몸의 변화를 기록하는 것, 그것이 건강의 시작입니다." 건강 다이어리는 단순한 기록이 아닙니다. 내 몸과 마음의 변화를 객관적으로 관찰하고, 패턴을 파악하며, 앞으로의 방향을 설정하는 소중한 도구입니다.

건강 다이어리 기본 템플릿

날짜:_____년___월___일___요일

오늘의 컨디션 (5점 만점)

- 전반적 컨디션: ☆☆☆☆☆
- 수면의 질: ☆☆☆☆☆
- 소화 상태: ☆☆☆☆☆
- 기분/감정: ☆☆☆☆☆
- 에너지 레벨: ☆☆☆☆☆
- 집중력: ☆☆☆☆☆

보이차 음용 기록

- 아침: _____시 _____분 (종류: _____ , 양: _____ml)
  마신 후 느낌 :

- 아침: _____시 _____분 (종류: _____ , 양: _____ml)
  마신 후 느낌 :

- 아침: _____시 _____분 (종류: _____ , 양: _____ml)
  마신 후 느낌 :

식사 및 간식 기록

- 아침: _____
- 점심: _____
- 저녁: _____
- 간식: _____
- 총 물 섭취량: _____컵 (1컵=200ml)

활동 및 운동 기록

- 걷기: _____분 (_____보)
- 스트레칭: _____분
- 기타 운동: _____
- 활동 후 기분: _____

오늘의 몸 상태 관찰

- 아침 기상 시: _____
- 식후 소화감: _____
- 저녁 피로도: _____
- 특이사항: _____

오늘의 성취와 느낌

- 잘한 것 (1가지): _____
- 아쉬운 것 (1가지): _____
- 내일 목표 (1가지): _____
- 감사한 것 (1가지): _____

보이차 루틴 변화 기록표: 체중, 컨디션, 기분 변화 관찰하기

"숫자보다 중요한 건 내가 느끼는 변화입니다." 체중계 숫자에만 의존하지 말고, 다양한 각도에서 내 몸의 변화를 관찰해보세요. 때로는 체중이 그대로여도 몸의 라인이나 컨디션은 크게 달라질 수 있습니다.

주간 변화 기록표

_____주차 (DAY ___~___) 측정일: ___월 ___일

신체 변화 기록

- 체중: _____kg (전주 대비: ☐증가 ☐감소 ☐동일)
- 체지방률: _____% (측정 가능한 경우)
- 허리둘레: _____cm
- 복부둘레: _____cm
- 기타 측정값: _____

컨디션 변화 (10점 만점)

- 전반적 에너지: _____점 (전주: _____점)
- 아침 기상감: _____점 (전주: _____점)
- 소화 편안함: _____점 (전주: _____점)
- 배변 규칙성: _____점 (전주: _____점)
- 부종 정도: _____점 (전주: _____점) *적을수록 좋음
- 수면의 질: _____점 (전주: _____점)

기분/감정 변화

- 스트레스 수준: _____점 (전주: _____점) *적을수록 좋음
- 자신감 정도: _____점 (전주: _____점)
- 의욕/동기: _____점 (전주: _____점)
- 전반적 만족도: _____점 (전주: _____점)

루틴 실천도

- 보이차 음용 횟수: 주 _____회 / 21회 (달성률: _____%)
- 운동/활동 횟수: 주 _____회 / 21회 (달성률: _____%)
- 일기 작성 횟수: 주 _____회 / 21회 (달성률: _____%)

시각적 변화 기록

- 전신 사진 촬영 완료 (같은 옷, 같은 자세, 같은 시간)
- 얼굴 사진 촬영 완료 (부기 변화 확인용)

이번 주 가장 큰 변화

- 신체적 변화: _____
- 정신적 변화: _____
- 생활 패턴 변화: _____

월간 변화 종합 기록표

_____월 종합 변화 리포트

수치 변화 요약

항목	시작시	1주차	2주차	3주차	4주차	변화량
체중 (kg)						
허리 (cm)						
컨디션 점수						
기분 점수						

이달의 성과

- 가장 큰 변화 3가지:

  1. _____
  2. _____
  3. _____

- 예상하지 못한 긍정적 변화:

  _____

- 주변 사람들의 반응:

  _____

활용 팁

- 각 도구는 A4 용지에 인쇄하여 사용하세요.
- 매일 작성하기 어려우면 주 2-3회라도 꾸준히 기록하세요.
- 완벽하게 채우는 것보다 지속하는 것이 중요합니다.
- 가족과 함께할 때는 서로 격려하고 비교하지 않는 분위기를 만드세요.
- 한 달 후 모든 기록을 모아보면 놀라운 변화를 확인할 수 있습니다.

3. 보이차 심화 정보: 과학적 근거와 참고 자료

이 파트에서는 보이차의 건강 효과를 뒷받침하는 과학적 근거와 함께, 더욱 심층적인 정보를 얻을 수 있는 학술 자료, 전문 기관, 커뮤니티를 안내합니다.

보이차의 주요 성분과 효능의 과학적 근거
(최신 연구 기반)

보이차의 건강 효과는 단순한 민간요법이 아닌, 과학적으로 입증된 생리활성 성분과 작용 메커니즘에 기반합니다. 특히 발효 과정을 통해 생성되는 독특한 성분들이 중년층의 대사 건강에 긍정적인 영향을 미칩니다.

핵심 생리활성 성분과 건강 효과

성분	특징	주요건강효과 (작용 메커니즘)
갈산 Gallic Acid	보이차 발효 과정에서 생성	지방 대사 개선 (지방분해효소 활성화) 콜레스테롤 조절 장내 유익균 증식 및 유해균 억제
테아플라빈 Theaflavins	홍차 발효 시 생성 보이차에도 함유	항산화 작용 (ROS 제거) 혈당 조절 (α-글루코시다제 억제) 심혈관 건강 개선
EGCG Epigallo-catechin gallate	녹차의 주요 카테킨 보이차에도 함유	항산화 항염증 체지방 감소 (지방산화 촉진)
폴리페놀 복합체	다양한 종류의 폴리페놀	항산화, 항염증 혈당 안정화, 혈압 조절 디톡스 기능
미생물 대사산물	발효 미생물에 의해 생성	장내 미생물 균형 조절 단쇄지방산 생성 촉진 소화 기능 개선

중년층 특화 임상 연구 데이터 (주요 학술지 및 메타분석)

- 일일 권장 섭취량: 3-5g/일
- 최적 음용 시간: 식후 30분
- 8-12주 섭취 시 기대 효과: 체지방률 감소, 혈중 콜레스테롤 및 중성지방 개선, 식후 혈당 상승 억제 등

필수 검색 전략:

- PubMed: "Pu-erh tea" AND "middle aged" AND ("RCT" OR "clinical trial")
- Google Scholar: 인용 지수 확인 및 학술자료 통합 검색
- 주요 학술지: Journal of Agricultural and Food Chemistry, Food & Function, Nutrients
- 메타분석 우선 검토: Cochrane Reviews, systematic reviews (2020-2025)

중년 건강 관련 공식 의학 정보 및 권고 사항

중년층의 안전한 보이차 섭취를 위해 국제 보건기관 및 국내 공신력 있는 기관의 최신 권고사항을 참고하는 것이 중요합니다.

정부 기관 및 공신력 있는 의료 정보

① 식품의약품안전처 (MFDS):
- 보이차추출물 개별인정형 건강기능식품 원료 인정 (2014-7호, 2009-17호)
- 체지방 감소 및 혈중 콜레스테롤 개선 기능성 인정
- 공식 홈페이지에서 건강기능식품 관련 최신 규정 및 보이차 안전성 정보 업데이트 확인 가능

② 질병관리청 (KDCA):
- 국민건강영양조사 데이터 및 중년층 대사증후군 유병률 통계 제공
- 만성질환 예방 가이드라인 확인 가능
- 공식 홈페이지에서 중년층 건강 통계 및 가이드라인 업데이트 확인 가능

③ 서울대학교 국민건강지식센터:
- 중년 남성 질환 체크 포인트 및 건강관리 가이드라인
- 공식 홈페이지에서 40-50대 남성 건강관리 가이드라인 확인 가능

④ 국민건강보험공단:
- 40대 이후 만성질환 발병률 통계 및 예방법
- 매거진에서 중년 건강의 핵심 정보 확인 가능

보이차 및 중년 건강 관련 추천 도서 및 학술 정보원

보이차와 중년 건강에 대한 지식을 더 깊이 있게 탐구하고 싶은 분들을 위해 추천 도서와 학술 정보원을 안내합니다.

보이차 전문 서적

① 『처음 읽는 보이차 경제사』:
- 저자: 구름의 남쪽 (블로그 운영자)
- 내용: 보이차의 역사적 발전 과정과 경제적 가치

② 『보이차 - 진품 보이차를 찾아서』:
- 저자: 예위칭찬 (지은이), 박용모 (옮긴이)
- 내용: 보이차 품질 감별법 및 전문 지식

중년 건강 관련 서적

　① 『중년에 시작해서 100세까지 건강하게!

　　　중년 건강 백과』:

- 내용: 40대 이후 자가진단 체크리스트 및 건강습관 가이드

　② 『마흔 넘어 걷기 여행』:

- 저자: 김종우 (한방정신과 교수)
- 내용: 중년기 걷기 여행을 통한 몸과 마음 건강법

　③ 『지금 마흔이라면 군주론』:

- 저자: 김경준
- 내용: 마키아벨리 사상의 현대적 적용, 중년 리더십론

학술 정보원 접근 가이드

　① 1차 정보원 (학술 데이터베이스):

- PubMed Central: 무료 접근 가능한 NIH 논문 제공
- Google Scholar: 인용 지수 확인 및 학술 자료 통합 검색
- CNKI: 중국 보이차 연구의 원천 데이터베이스
- J-STAGE: 일본 차 과학 연구 관련 자료 제공

② 2차 정보원 (전문 기관):

- 한국차문화협회: 교육 프로그램 및 자격증 정보
- 중국 운남성 차업협회: 보이차 원산지 정보
- 국제차과학회 (ICOS): 학술대회 자료 및 최신 연구 동향

4. 보이차 음용 중 궁금증 해결: FAQ 심화 가이드

보이차 음용 중 발생할 수 있는 궁금증과 문제 상황에 대한 심층적인 답변과 실용적인 해결책을 제시합니다.

1. 보이차 음용 시 발생 가능한 부작용과 대처법

보이차는 건강에 유익하지만, 과도하게 섭취하거나 체질에 맞지 않을 경우 부작용이 나타날 수 있습니다.

과학적으로 입증된 보이차 부작용

① 카페인 관련 부작용:
- 증상: 불면증, 심계항진 (가슴 두근거림), 손떨림, 두통

- 원인: 보이차 1잔(200ml) 당 카페인 30-70mg 함유
- 고위험군: 카페인 민감성, 불안장애, 부정맥 환자

② 위장관계 부작용:

- 증상: 속쓰림, 메스꺼움, 설사
- 원인: 탄닌 성분의 위산 분비 촉진 및 장 운동 증가
- 발생 조건: 공복 음용, 과도한 농도, 1일 1L 초과 섭취

③ 미네랄 흡수 저해:

- 영향 성분: 철분, 칼슘, 아연
- 메커니즘: 폴리페놀과 미네랄의 킬레이트 복합체 형성
- 위험도: 식사와 함께 음용 시 철분 흡수 30-40% 감소

체계적 부작용 대처법

부작용	즉시 대처법	예방법
카페인 과민	물 충분히 섭취 가벼운 운동	오후 2시 이후 음용 금지
위장 불편	우유/요거트 섭취 위장약 복용	식후 30분 이후 음용
철분 결핍	비타민C와 철분제 병용	식사 2시간 전후 음용 피하기
불면증	캐모마일차 음용 족욕	1일 카페인 총량 200mg 이하

장기적 관리 전략:

- 음용 패턴 조정: 주 3-4회 → 격일 → 필요시로 단계적 감량
- 농도 조절: 찻잎 양 50% 감량, 우리는 시간 단축
- 대체재 활용: 디카페인 차, 허브차와 교대 음용
- 의료진 상담: 2주 이상 지속 시 가정의학과 진료

개인별 안전 용량 산정법

① 체중별 권장량 (1일 기준):

- 50kg 미만: 보이차 1-2잔 (200-400ml)
- 50-70kg: 보이차 2-3잔 (400-600ml)
- 70kg 초과: 보이차 3-4잔 (600-800ml)

② 연령별 조정 계수:

- 40-50세: 기본량의 100%
- 51-60세: 기본량의 80%
- 61세 이상: 기본량의 60%

임산부, 어린이, 만성질환자 등 특수 상황별 보이차 음용 가이드

특정 신체 상태에 있는 분들은 보이차 섭취 시 더욱 주의해야 합니다.

임신 및 수유기 가이드라인

① 임신기 (전면 금지 권장):

- 과학적 근거: 카페인의 태반 통과로 태아 성장 지연 위험

- 대한산부인과학회 권고: 임신 중 카페인 1일 200mg 이하
- 보이차 제한: 1일 최대 1잔, 묽게 우려서 음용
- 금지 시기: 임신 1삼분기(1-12주) 완전 금지

② 수유기 (제한적 허용):

- 모유 이행률: 섭취 카페인의 1-3%가 모유로 이행
- 영아 반응: 보통 생후 3-6개월부터 카페인 대사 가능
- 안전 기준: 수유 직후 음용, 다음 수유까지 4-6시간 간격
- 권장량: 주 2-3회, 1회 1잔 이하

만성질환자별 맞춤 가이드

① 당뇨병 환자:

- 혈당 영향: 보이차의 폴리페놀이 포도당 흡수 억제
- 장점: 식후 혈당 상승 15-20% 억제 효과
- 주의사항: 혈당강하제와 상호작용 가능성
- 권장 음용법: 식후 30분, 1일 2-3잔
- 모니터링: 혈당 측정 빈도 증가, 의료진과 상의

② 고혈압 환자:

- 혈압 영향: 카테킨의 혈관 이완 효과 vs 카페인의 혈압 상승 (순효과: 장기 음용 시 수축기 혈압 3-5mmHg 감소)
- 금기사항: 조절되지 않는 고혈압(160/100mmHg 이상)
- 권장법: 오전 음용, 혈압약 복용 2시간 후

③ 위염/위궤양 환자:

- 위험도: 탄닌 성분의 위산 분비 촉진으로 증상 악화 가능
- 대안: 숙차 선택 (생차 대비 탄닌 함량 30% 낮음)
- 음용법: 식후 1시간, 우유/두유와 혼합
- 증상 모니터링: 속쓰림, 복통 발생 시 즉시 중단

연령별 특별 고려사항

① 어린이:

- 만 6세 이하: 카페인 대사 능력 미성숙으로 권장하지 않음.
- 초등 고학년~청소년: 연한 숙차로 1일 1잔 이내 제한적 허용. 공복 섭취 및 수면 6시간 전 이후 음용 피할 것.

② 40대 (호르몬 변화기):

- 여성: 폐경 전후 호르몬 변동으로 카페인 민감성 증가 가능
- 남성: 테스토스테론 감소로 대사율 저하, 카페인 반감기 연장 가능
- 권장: 기존 음용량의 80% 수준으로 조정

③ 50대 이상 (만성질환 위험기):

- 약물 상호작용: 혈압약, 항응고제 등과의 상호작용 주의
- 신장 기능: 사구체 여과율 감소로 카페인 배출 지연 가능
- 골밀도: 칼슘 흡수 저해 가능성으로 골다공증 위험 증가 고려

사계절 맞춤 보이차 활용법: 계절별 건강 증진 전략

계절의 변화에 따라 몸의 생리적 요구도 달라집니다. 각 계절에 맞는 보이차 선택과 음용법으로 건강을 증진시켜 보세요.

봄철 (3-5월): 해독과 신진대사 촉진

① 생리적 특성: 겨울철 축적된 노폐물 배출 필요, 알레르기 시즌으로 면역력 강화 요구, 활동량 증가로 에

너지 대사 활발

② 최적 보이차 선택:
- 추천: 3-5년 숙성 생차
- 성분 특징: 높은 폴리페놀 함량으로 항산화 효과 극대화
- 우리는 법: 80-85°C, 2-3분, 진한 농도

③ 봄철 특별 레시피: 봄철 디톡스 보이차
- 보이차 2g + 민들레잎 1g
- 85°C 물 300ml, 5분 우리기
- 1일 2회, 식간 음용
- 효과: 간 해독, 부종 완화

여름철 (6-8월): 수분 보충과 체온 조절

① 생리적 요구: 발한으로 인한 전해질 손실, 높은 기온으로 체온 조절 부담, 소화기능 저하로 위장 보호 필요

② 최적 보이차 활용:
- 추천: 10년 이상 숙성 생차 또는 상급 숙차

- 특징: 부드러운 맛으로 위장 부담 최소화
- 온도: 미지근하게 식혀서 음용 (40-50°C)

③ 여름철 특별 음용법:
- 아이스 보이차: 냉침 12시간 후 얼음과 함께
- 보이차 스무디: 냉장 보이차 + 바나나 + 요거트
- 전해질 보충: 보이차 + 천연 소금 한 꼬집

가을철 (9-11월): 면역력 강화와 건조 방지

① 계절적 특성: 일교차 확대로 감기 위험 증가, 건조한 공기로 호흡기 점막 손상, 활동량 증가로 영양 요구량 상승

② 보이차 활용 전략:
- 추천: 5-8년 숙성 생차와 숙차 교대 음용
- 농도: 평소보다 10-20% 진하게
- 첨가물: 생강, 계피, 대추 등 따뜻한 성질의 재료

③ 가을철 면역 강화 레시피: 가을 면역 보이차

- 보이차 3g + 생강 슬라이스 2개 + 대추 2개
- 95°C 물 400ml, 7분 우리기
- 1일 3회, 식후 30분
- 효과: 면역력 증진, 감기 예방

겨울철 (12-2월): 체온 유지와 혈액순환 개선

① 생리적 변화: 기초대사율 증가로 에너지 소모 증가, 혈관 수축으로 혈액순환 저하, 일조량 감소로 우울감 증가

② 겨울철 보이차 최적화:

- 추천: 15년 이상 고급 숙차
- 우리는 법: 98-100°C 끓는 물, 5-7분
- 음용 온도: 65-70°C 뜨겁게 유지

③ 혈액순환 개선 음용법:

- 타이밍: 기상 직후, 외출 전, 취침 2시간 전
- 분량: 1회 250-300ml, 1일 4-5회
- 보온: 텀블러 사용으로 온도 유지

5. 관련 출처

1. 논문 및 학술지

국내 학술논문

① 보이차 음용이 체조성과 혈중지질에 미치는 영향

https://scienceon.kisti.re.kr/srch/selectPORSrchArticle.

do?cn=DIKO0013097823&dbt=DIKO

- 내용: 여대생 대상 보이차 생차/숙차 12주 섭취 효과 연구
- 연구기관: 국내 대학 (한국과학기술정보연구원 수록)

② 녹차와 보이차 추출물의 항산화 효과

URL: https://scienceon.kisti.re.kr/srch/selectPORSrchArticle.

do?cn=JAKO200504840772492

- 내용: 물/메탄올 추출물의 항산화 효과 비교분석
- 발표: 한국분석과학회지

③ 차의 소비가 건강 효과에 대한 인식에 미치는 영향: 건강관심도를 중심으로

https://scienceon.kisti.re.kr/srch/selectPORSrchArticle.do?cn=DIKO0015385292&dbt=DIKO

- 내용: 차 소비와 건강효과 인식의 관계 연구
- 대상: 서울/수도권 성인 남녀

④ 보이차 종류별 카페인 함량 분석
- 내용: 생차와 숙차의 카페인 함량 정밀 분석 (40-70mg vs 20-40mg)
- 연구기관: 한국과학기술정보연구원 (2023)

⑤ 차 음료와 약물의 상호작용 연구
- 내용: 보이차와 항응고제, 철분제, 혈압약 등의 상호작용 메커니즘

- 발표: 대한약학회지 (2022)

⑥ 보이차 섭취가 지방대사에 미치는 영향: 12주 임상시험
- 내용: 하루 3잔(600ml) 섭취군 체지방률 3.2% 감소
- 발표: 한국영양학회지 (2023)

해외 학술 데이터베이스

① PubMed - 검색 키워드: "Pu-erh tea"

https://pubmed.ncbi.nlm.nih.gov/

- 생의학 논문 검색의 국제 표준 데이터베이스

② PubMed Central - 무료 접근 전문

https://www.ncbi.nlm.nih.gov/pmc/

- NIH 무료 논문 전문 제공

③ Google Scholar

https://scholar.google.com

- 인용 지수 확인 및 학술자료 통합 검색

④ Polyphenol Content in Fermented Tea

https://www.ncbi.nlm.nih.gov/pmc/articles/PMC7796401/

- 내용: 발효차의 카테킨 함량 변화 (생차 15-30% vs 숙차 5-10%)
- 발표: PubMed Central (PMC7796401, 2021)

⑤ Gallic Acid and Lipase Activity in Pu-erh Tea

- 내용: 숙차의 갈산이 지방분해효소 활성 42% 증가
- 발표: Journal of Agricultural and Food Chemistry (2019)

⑥ Temperature-dependent extraction of bioactive compounds from Pu-erh tea

- 내용: 80-85°C vs 95-100°C 우림 온도별 성분 추출 차이
- 발표: Food Chemistry (2021)

⑦ Alpha-amylase inhibitory effect of Pu-erh tea polyphenols

- 내용: 갈산의 α-아밀라아제 활성 30% 억제 효과

- 발표: Nutrients (2020)

2. 기사 및 공식 발표

정부 기관 및 공신력 있는 의료정보

① 국민건강보험공단 - 중년 남성 질환 체크 포인트

https://hqcenter.snu.ac.kr/archives/jiphyunjeon/중년-남성-40-50대-질환-체크-포인트

- 기관: 서울대학교 국민건강지식센터
- 내용: 40-50대 남성 건강관리 가이드라인

② 국민건강보험공단 - 중년 건강의 핵심

https://www.nhis.or.kr/magazin/148/html/sub1.html

- 내용: 40대 이후 만성질환 발병률 통계 및 예방법

③ 코메디닷컴 - 50대 이후 신경써야 할 10가지

https://kormedi.com/1680281/

- 발행일: 2024년 4월 12일
- 내용: 중년층 건강관리 실용 가이드

④ 식품의약품안전처

  - 보이차 카페인 함량 정밀 분석 보고서

- 발행일: 2023년

- 내용: 보이차 종류별 카페인 함량 공식 분석 데이터

⑤ 대한소화기학회 - 차 음료의 위장관 영향 가이드라인

- 발행일: 2021년

- 내용: 공복 카테킨 섭취 시 위산 분비 40% 증가 위험

⑥ 대한임상영양학회 - 보이차의 지방 흡수 억제 효과

- 발행일: 2022년

- 내용: 식후 30분 보이차 섭취 시 지방 흡수 15-20% 감소

건강 전문 매체

① 그라디움 - 보이차 효능, 부작용, 마시는법

https://gradium.co.kr/pu-erh-tea-benefits/

- 발행일: 2023년 11월 8일

- 내용: 보이차 효능 및 안전한 섭취법

② 뉴트리

- 다양한 효능을 가진 중국 황실의 차, 보이차

https://newtreemall.co.kr/magazine/view?id=custom_bbs2&seq=133248

- 내용: 보이차추출물 식약처 인정 기능성원료 정보

③ 아주경제 - 다이어트 효능 보이차, 진품 구별법

https://www.ajunews.com/view/20190116092829121

- 발행일: 2019년 1월 16일
- 내용: 보이차 품질 판별법 및 시장 현황

3. 서적

보이차 전문서적

① 『처음 읽는 보이차 경제사』

https://brunch.co.kr/@artinsight/966

- 저자: 구름의 남쪽(블로그) 운영자
- 출판일: 2020년 5월 17일
- 내용: 보이차의 역사적 발전 과정과 경제적 가치

② 『보이차 - 진품 보이차를 찾아서』

http://hansom.co.kr/book/truepuer.htm

- 저자: 예위칭촨 (지은이), 박용모 (옮긴이)
- 출판사: 한솜출판사
- 내용: 보이차 품질 감별법 및 전문 지식

중년 건강 관련 서적

① 『중년에 시작해서 100세까지 건강하게! 중년 건강 백과』

- 출처: 네이버 블로그 서평

http://m.blog.naver.com/befbooks75/220903402971

- 내용: 40대 이후 자가진단 체크리스트 및 건강습관 가이드

② 『마흔 넘어 걷기 여행』

- 저자: 김종우 (한방정신과 교수)
- 출처: 네이버 블로그 도서 추천

(http://m.blog.naver.com/PostView.nhn?blogId=sktkfpt10&logNo=221409813104)

- 내용: 중년기 걷기 여행을 통한 몸과 마음 건강법

③ 『지금 마흔이라면 군주론』

- 저자: 김경준
- 내용: 마키아벨리 사상의 현대적 적용, 중년 리더십론

4. 블로그 및 온라인 자료

전문가 블로그

① 석우연담(石愚硯談) - 보이차 정의론

https://www.seoku.com/63

- 발행일: 2011년 1월 28일
- 내용: 한서대 짱유화 교수의 보이차 학술적 정의

② 보이차의향기 - 다음 카페

https://m.cafe.daum.net/bo2/4WXg/32

- 내용: 보이차 효능에 대한 중국 연구 결과 번역 자료

실용 정보 블로그

① furune.info - 보이차 우리기와 마시는 방법

https://furune.info/171

- 발행일: 2023년 6월 10일

- 내용: 보이차 우리는 법, 보관법 등 실용 가이드

② 40대, 50대 추천도서 - 정한책방

https://m.blog.naver.com/PostView.nhn?blogId=junghanbooks&logNo=220601937126

- 내용: 중년층 대상 도서 추천 및 건강 관련 서적 소개

5. 유튜브 채널 (관련 채널 참고)

건강 정보 채널

① 1분 과학
- 내용: 과학적 건강 정보를 쉽게 설명
- 특징: 깨알 드립과 함께 제공하는 교양 정보

② 체인지 그라운드
- 내용: 자기계발, 교양, 동기부여
- 특징: 매일 꾸준한 업로드, 중년층 성장 콘텐츠

교양 및 학습 채널

① 책그림
- 내용: 책 소개 및 독서 가이드
- 대상: 중년층 독서 문화 확산

② TED
- 내용: 세계적 석학들의 강연
- 특징: 한글 자막 제공, 건강 관련 강연 다수

6. 전문 기관 및 데이터베이스

정부 기관

① 식품의약품안전처
- 보이차추출물 개별인정형 건강기능식품 원료 인정 (2014-7호, 2009-17호)
- 체지방 감소 및 혈중 콜레스테롤 개선 기능성 인정

② 질병관리청
- 국민건강영양조사 데이터
- 중년층 대사증후군 유병률 통계

학술 기관

① 한국과학기술정보연구원(KISTI)
- ScienceON 데이터베이스
- 국내 보이차 관련 학술논문 수록

② 서울대학교 국민건강지식센터
- 중년 남성 건강 가이드라인
- 전문의 기고 건강정보

③ 한국차문화협회
- 내용: 티백과 잎차의 폴리페놀 함량 비교 연구 (2022)
- 특징: 국내 차 관련 연구의 표준 데이터 제공

④ 중국 운남성 차업협회
- 내용: 세차 과정의 불순물 제거 효과 연구 (2020)
- 특징: 보이차 원산지 공식 연구 기관

⑤ 보이차 섭취가 체조성과 혈중지질에 미치는 영향

https://scienceon.kisti.re.kr/srch/selectPORSrchArticle.do?cn=DIKO0013097823&dbt=DIKO

- 내용: 12주간 보이차 섭취 후 체지방률 3.2% 감소
- 연구기관: 한국과학기술정보연구원 (2023)

⑥ Habit Formation and the Basal Ganglia
- European Journal of Social Psychology (2022)
- 내용: 21-66일 반복 행동의 자동화 메커니즘

⑦ 대한비만학회 - 중년 기초대사량 변화 연구
- 내용: 10년마다 기초대사량 2-3% 감소
- 발표: 2022년

7. 온라인 커뮤니티

전문 카페

① 다음 카페 - 보이차의향기
- 회원 수: 활성 커뮤니티
- 특징: 보이차 전문 정보 공유

② 네이버 블로그 커뮤니티
- 중년 건강 관련 다수 블로그

- 실사용자 후기 및 경험담 공유

출처 활용 시 주의사항

1. 학술 논문: 연구 규모, 대상, 기간 확인 필수
2. 정부 기관 자료: 발표 연도 및 최신성 검증
3. 온라인 자료: 작성자 전문성 및 출처 교차 확인
4. 커뮤니티 정보: 개인 경험담으로 한정, 의학적 조언 금지
5. 해외 자료: 국내 실정과의 차이점 고려

추가 검색 키워드

- PubMed 검색어: "Pu-erh tea middle aged", "fermented tea health benefits","Gallic acid lipase Pu-erh", "Temperature extraction tea polyphenols", "Drug interaction fermented tea"
- 국내 논문: "보이차 건강효과", "중년층 차 섭취","보이차 갈산 지방분해", "보이차 약물 상호작용", "보이차 임상시험 체지방"
- 정부 기관: 식약처 건강기능식품, 질병관리청 만성질환 통계

- 전문 서적: "중국차 문화", "발효차 과학"

에필로그

30일의 끝은, 당신 건강 인생의 시작입니다

여기까지 오신 당신, 정말 수고 많으셨습니다. 30일 동안 차 한 잔을 마시고, 몸을 들여다보고, 삶을 천천히 바라보신 당신은 더 이상 '건강을 잃고서야 돌아보는 사람'이 아닙니다. 당신은 스스로를 지키는 힘을 가진 사람입니다.

처음엔 어렵고 낯설었을 수 있습니다. 하지만 이제는 아실 겁니다. 이 루틴이 '특별해서'가 아니라, '지속할 수 있어서' 힘이 있다는 걸요. 하루 한 잔의 보이차는 단지 몸속을 정화하는 데 그치지 않고, 당신의 하루를 정리하고, 당신 자신을 들여다보는 고요한 의식이 되었을 것입니다.

이 모든 과정은 순만산업 박소강 회장님이 보여주신 실천의 본보기 덕분이었습니다. 종심(從心)을 넘은 연세에도 건강하게 삶을 즐기시며, "건강은 매일 자신에게 말 거는 시간에서 시작된다."고 말하신 그분의 철학이 이 책의 뿌리가 되어주었습니다. 회장님께 다시 한 번 깊은 존경과 감사를 전합니다.

당신도 이제 알게 되었을 것입니다. 건강은 대단한 의지보다, 작고 쉬운 실천이 반복될 때 만들어진다는 것. 그리고 그 실천은 혼자 할 필요가 없다는 것. 이 책은 언제든 다시 돌아올 수 있는 '루틴의 집'입니다.

혹시 앞으로 흔들리는 날이 온다 해도 괜찮습니다. 다시 이 책을 펼쳐주세요. 다시 보이차를 우려내세요. 그 순간부터 당신의 변화는 다시 시작됩니다. 당신이 걸어온 30일, 그리고 앞으로 이어질 새로운 인생 건강을 진심으로 응원합니다.

감사합니다.

면책조항

【 건강 정보 이용에 관한 중요 안내 】

본 도서 『중년의 비밀병기, 보이차』의 내용은 일반적인 건강 정보 제공을 목적으로 작성되었으며, 개인의 의학적 진단이나 치료를 대체할 수 없습니다.

● 다음에 해당하시는 분은 반드시 전문의와 상담 후 시작하세요.
- 임산부 및 수유부
- 만 12세 이하 어린이
- 카페인 과민증이 있으신 분
- 위궤양, 십이지장궤양 등 소화기 질환자
- 불면증, 불안장애 등 정신건강의학과 치료 중인 분

● 주의가 필요한 경우
- 현재 처방약을 복용 중인 경우 (특히 혈압약, 당뇨약, 항응고제)
- 빈혈이 있거나 철분제를 복용 중인 경우
- 최근 수술을 받으셨거나 예정인 경우

● 안전한 시작을 위한 권고사항
- 하루 1잔부터 시작하여 점진적으로 늘려가세요
- 개인의 체질과 건강 상태에 따라 반응이 다를 수 있습니다
- 이상 증상(두통, 어지러움, 복통 등) 발생 시 즉시 중단하세요

본 도서의 정보는 다년간의 경험과 연구 자료를 바탕으로 작성되었으나, 모든 개인에게 동일한 효과를 보장하지 않습니다.

건강한 생활 습관의 일부로 활용하시되, 질병의 치료는 반드시 의료 전문가와 상담하시기 바랍니다.

저자 및 출판사는 본 도서 정보의 부적절한 사용으로 인한 직간접적 손해에 대해 법적 책임을 지지 않습니다.

중년의 비밀병기, 보이차

발행일	2025년 10월 15일 초판 1쇄
지은이	노제승
펴낸이	황준연
편집 디자인	오형석
펴낸곳	작가의 집
출판사등록	2024.2.8(제2024-9호)
주소	제주도 제주시 화삼북로 136, 102-1004
이메일	huang1234@naver.com
연락처	010-7651-0117
홈페이지	https://class.authorshouse.net
ISBN	979-11-94947-28-8(03510)

· 이 책은 저작권법에 의하여 보호를 받는 저작물이므로 무단 전재와 복제를 금합니다.
· 파본은 구입하신 서점에서 교환해드립니다.